Karo Wagner & Tasja Walther
Mental Yin Yoga

vianova
Verlag Via Nova

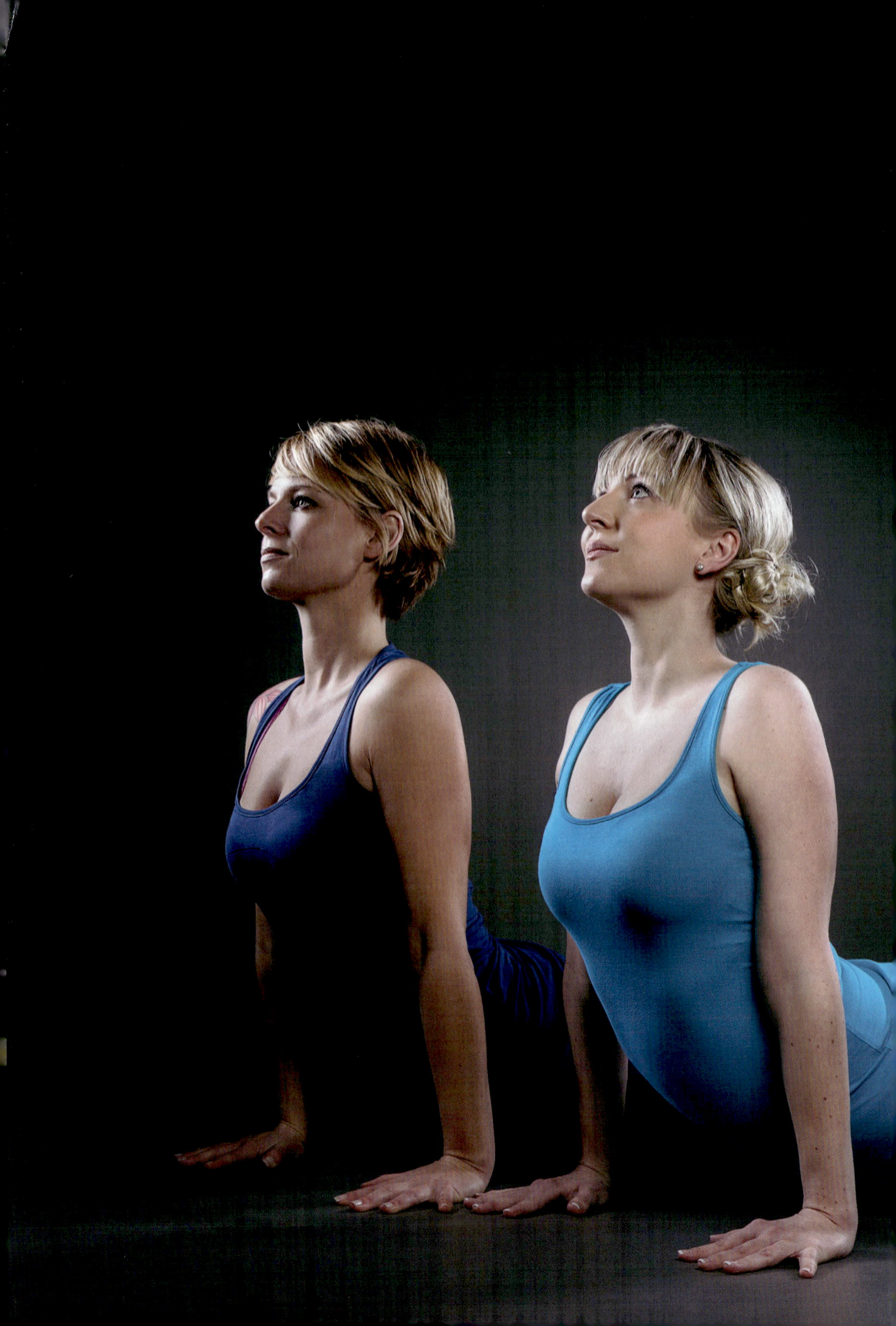

Karo Wagner & Tasja Walther

Mental Yin Yoga

Ein neues Körper- und Geistbewusstsein

vianova
Verlag Via Nova

2. Auflage 2022

Verlag Via Nova, Alte Landstr. 12, 36100 Petersberg

Telefon: (06 61) 6 29 73

Fax: (06 61) 96 79 560

E-Mail: info@verlag-vianova.de

Internet: www.verlag-vianova.de

Umschlaggestaltung: Guter Punkt, München

Satz: Sebastian Carl, Amerang

Druck und Verarbeitung: Appel & Klinger, 96277 Schneckenlohe

ISBN 978-3-86616-324-9

Ein ganzheitlicher Blick
auf die 5 Elemente des TCM
in Verbindung mit den Asanas (Körperübungen)
des Yin Yoga

Inhaltsverzeichnis

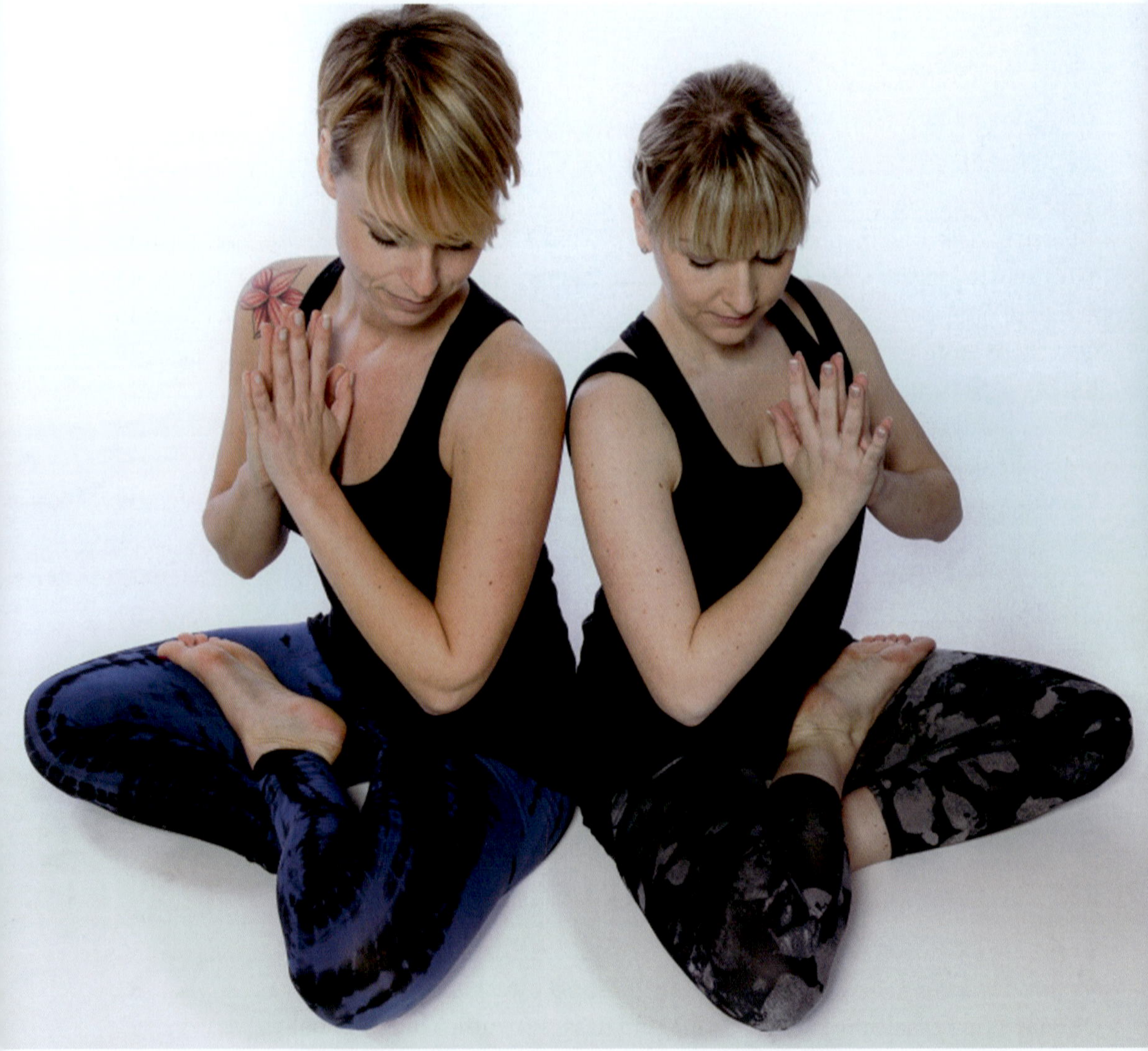

Vorwort

Wie wir zum Yin Yoga gefunden haben

Über den modernen Vinyasa Yoga haben wir unseren Zugang zum Yoga gefunden. Nach jahrelanger Praxis hat Tasja viele Fortbildungen zum Thema Meridiane und Yin Yoga besucht. Karo hat durch ihren Lehrer Bryan Kest den Yin Yoga bereits vor vielen Jahren für sich entdeckt. Anfang 2012 stand es für uns fest: Diesen wundervollen Yogastil wollen wir weiterentwickeln, ihn lehren und verbreiten. So ist unser Konzept Mental Yin Yoga entstanden.

Alles ist eins

Die erste Regel, die wir im Yoga gelernt haben, ist: „Alles ist eins." Es gibt kein „Gut" oder „Schlecht", „Richtig" oder „Falsch". Alles ist gut – so, wie es ist.

Warum Mental Yin Yoga?

Erst durch das Fühlen zeigt sich die wahre Qualität des Mental Yin Yoga. Ein neues Körper- und Geistbewusstsein wird geschaffen. Den Körper fit und gesund zu halten, dabei den Geist in die tiefe Stille zu führen, das ist das Ziel. Mental Yin Yoga ist eine ganz besondere Erfahrung für Yoginis & Yogis, die auf der Suche nach etwas Neuem sind, nach etwas, das tiefer geht. Der größte Unterschied zu anderen Yogastilen liegt darin, wie die Asanas (Körperhaltungen) ausgeführt und dass sie deutlich länger gehalten werden.

Ärztlicher Hinweis

Die Hinweise in diesem Buch ersetzen keinen ärztlichen Rat. Das vorliegende Buch wurde ausführlich und sorgfältig erarbeitet. Dennoch erfolgen alle Angaben ohne Gewähr. Weder die Autorinnen noch der Verlag können für eventuelle Schäden, die aus den im Buch publizierten Hinweisen resultieren, eine Haftung übernehmen.

Achtsames und sorgsames Hineinspüren steht an erster Stelle.

Danke

Tasja: Ich danke meiner Familie, die mich unterstützt und für mich da ist, vor allem meiner kleinen Tochter Lilli, die mir jeden Tag Freude schenkt. Natürlich bedanke ich mich auch bei all meinen tollen Lehrern, die mich zu diesem Buch inspiriert haben.

Karo: Ich danke meinen Eltern, die mich auf meinem Lebensweg mit so viel Liebe, Geduld und Verständnis begleiten, sowie meinem Gefährten, meinem Hund Bobby, der mich täglich Achtsamkeit und Lebensfreude lehrt, und meinen engsten Freunden, die mir zeigen, dass Familie nichts mit Verwandtschaft zu tun haben muss. Ich bedanke mich auch bei meinem Lehrer Bryan Kest, der die Liebe zum Yoga in mir entfacht hat und sie am Brennen hält.

Viel Spaß

Bei jeder Seite, die wir für dieses Buch schreiben durften, hatten wir ein Lächeln im Gesicht. Wir hoffen, dass sich diese Freude auch auf dich überträgt. Viel Vergnügen beim Lesen und Praktizieren!

Der Ursprung

Yoga

Da Yoga ursprünglich aus Indien stammt, liegen die Wurzeln der Yoga-Philosophie im Hinduismus und Teilen des Buddhismus. Das Individuum wird hier als ein Reisender im Wagen des materiellen Körpers gesehen. Der Wagen ist der Körper, der Kutscher der Verstand, die fünf Pferde sind die fünf Sinnesorgane, der Fahrgast die Seele, und das Geschirr heißt im Indischen „Yoga". Die ältesten Aufzeichnungen finden sich in den Upanishaden. Auch wenn die Wurzeln im Hinduismus und Buddhismus liegen, wird Yoga von Menschen unterschiedlicher Religionen und Weltanschauungen praktiziert. Obwohl die Motivation eigentlich darin besteht, spirituelle Ziele zu verfolgen und zur Erleuchtung (Moksha) zu finden, gilt dies in Europa und Nordamerika nur bedingt.

Yogaübungen verfolgen heute zumeist einen ganzheitlichen Ansatz, der Körper, Geist und Seele in Einklang bringen soll. Vor allem in den westlichen Ländern wird Yoga häufig in Unterrichtseinheiten vermittelt. Eine solche kombiniert Asanas, Phasen der Tiefenentspannung, Atemübungen sowie Meditationsübungen. Die Ausübung der Asanas soll das Zusammenspiel von Körper, Geist, Seele durch einen kontrollierten Atem und Konzentration verbessern. Angestrebt wird eine verbesserte Vitalität und gleichzeitig eine Haltung der inneren Gelassenheit.

Traditionelle chinesische Medizin – TCM

Die Traditionelle Chinesische Medizin (TCM) versteht sich als Heilkunst, deren Ursprung in China zu finden ist. Sie macht keine eindeutige Trennung zwischen Körper und Geist und setzt auf eine ganzheitliche Betrachtung des Patienten.

Im Verlauf der Jahrtausende entwickelten sich in der Traditionellen Chinesischen Medizin verschiedene Stilrichtungen, Gedanken und Ausbildungskonzepte. Allen gemeinsam ist die Vorstellung, dass im Körper eine Lebensenergie, das sogenannte Qi, fließt. Dabei handelt es sich um energetische Prozesse, die nicht sichtbar gemacht werden können. Der Begriff „Qi" kommt in etwa dem westlich geprägten Ausdruck «Energiehaushalt» am nächsten. Eng verknüpft mit dem Qi ist das Polaritätsprinzip, das die Symbole Yin und Yang vereint. Sie stehen in der Traditionellen Chinesischen Medizin für die beiden lebenserhaltenden Kräfte und sind als Gegenpole im Körper gleichzeitig wirksam. Ihr Gleichgewicht stellt den idealen Gesundheitszustand dar. Ihr Ungleichgewicht führt zu Beschwerden und Krankheit.

Yin Yoga

Die Ausdrücke Yin Yoga und Yang Yoga stammen aus dem Chinesischen. Yin und Yang stehen für das Weibliche und das Männliche. Als männlich, als Yang, wird Leistungsorientierung, Anspruchsorientierung, das Dynamische, das Extravertierte gesehen, als Yin das Erdige, das Ruhige, das Annehmende, das Sanfte, das Beständige.

In diesem Sinne gilt für Yin Yoga und Yang Yoga:

- Yin Yoga ist ruhiger, sanfter Yoga. Im Yin Yoga geht man langsam in die Stellung, die Asana, und hält die Asana etwas länger. Die Wirkungen gehen tiefer – körperlich und geistig. Im Yin Yoga wird das Wissen des aus Indien stammenden Yoga mit dem Wissen der chinesischen Medizin verbunden.
- Yang Yoga ist dynamischer, fordernder Yoga. Im Yang Yoga geht es darum, seine Grenzen zu erweitern, dynamisch Fitness, Körperkraft, Flexibilität zu erweitern. Formen des Yang Yoga sind z.B. Iyengar Yoga, Ashtanga Yoga bzw. Ashtanga Vinyasa Yoga, Poweryoga bzw. Power Yoga, Bikram Yoga.

Mental Yin Yoga

Im Mental Yin Yoga werden die fast ausschließlich am Boden praktizierten Haltungen (Asanas) besonders lange gehalten, was Körper und Geist in eine berauschende Stille führt und das ganze System sehr nachhaltig entspannt. Praktiken aus dem modernen Mental- und Meditationstraining begleiten das wundervolle Praxistraining. Es ist der perfekte Gegenpol und Ausgleich zum dynamischen Yoga, und ist für jede Zielgruppe geeignet.

Mental Yin Yoga ist die Verbindung von Yoga, traditioneller chinesischer Medizin und Meditation.

Übersicht: Die 5 Elemente

Die 5 Elemente nach TCM

Element	Holz	Feuer	Erde	Metall	Wasser
Farbe	Grün	Rot	Gelb	Weiß	Schwarz/ Blau
Jahreszeit	Frühling	Sommer	Spätsommer	Herbst	Winter
Organe	Leber und Gallenblase	Herz und Dünndarm, Dreifach-Erwärmer und Perikard	Milz und Magen	Lunge und Dickdarm	Blase und Niere
Emotion Positiv	Tatkraft	Freude	Mitgefühl	Mut	Sanftheit
Emotion Negativ	Wut	Ungeduld	Sorgen	Trauer	Angst
Körperliche Symptome	Steifer Hals, Kopfschmerzen	Verdauungsstörungen, Schlaflosigkeit	Fettleibigkeit und Verdauungsstörungen	Schwitzen, Husten	Kalte Füße oder Schmerzen im unteren Rücken
Phasen im Lebenszyklus	Geburt	Wachstum	Transformation	Niedergang	Stagnation/ Tod
Geschmack	sauer	bitter	süß	scharf	salzig

Die 5 Phasen

Die Traditionelle Chinesische Medizin basiert auf den 5 Elementen bzw. den 5 Wandlungsphasen. Jedes Element ist einer bestimmten Uhrzeit sowie Jahreszeit zugeordnet und wird mit einem bestimmten Körpersystem (siehe Übersicht Organe) in Verbindung gebracht, wobei jedoch auch Wechselwirkungen bestehen. Eine direkte Zuordnung zu Yin und Yang ist ebenfalls möglich.

Die Elemente gehen ineinander über und repräsentieren somit einen geschlossenen Kreislauf. Der ständige Wandel hält unser Qi (Lebensenergie) im Fluss. Kommt das Qi ins Stocken oder in ein Ungleichgewicht, entsteht Krankheit. Ziel ist daher die Herstellung eines Gleichgewichts innerhalb des Systems.

Zang-Fu-Theorie

Die „Theorie der inneren Organe“ ist das Herzstück der TCM und beschreibt die Funktionen und Wechselwirkungen der Organe. Allerdings hat sie nichts mit den anatomischen Erkenntnissen der Schulmedizin zu tun. Die definierten zwölf „Organe“ bilden sechs Paare. Sie werden jeweils von einem der fünf Elemente dominiert und spiegeln deren entsprechende Eigenschaften wider. Man unterscheidet zwischen den sechs „festen“ Organen (Zang) und den sechs „hohlen“ Organen (Fu).

Die Zang-Organe sind dem **Yin** zugeordnet, dazu zählen Herz, Lunge, Leber, Nieren, Milz und Herzbeutel (Perikard). Sie produzieren und speichern die Lebensenergie Qi.

Die Fu-Organe (und somit **Yang**) sind Dünndarm, Dickdarm, Gallenblase, Harnblase, Magen und „Dreifacher Erwärmer“. Sie spalten Nahrung und sorgen für die Verdauung.

Wechselwirkungen

Übersicht

Produktive Wechselwirkungen		
Holz	füttert	Feuer
Feuer	erzeugt	Erde
Erde	trägt	Metall
Metall	sammelt	Wasser
Wasser	nährt	Holz

Destruktive Wechselwirkungen		
Holz	sprengt	Erde
Erde	dämmt	Wasser
Wasser	löscht	Feuer
Feuer	schmilzt	Metall
Metall	hackt	Holz

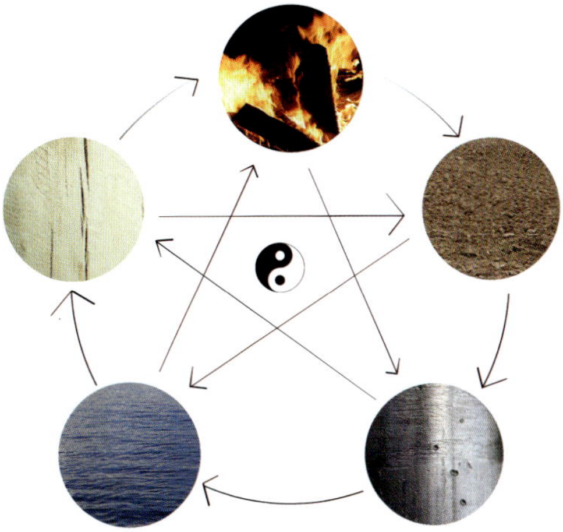

Warum ist es wichtig, diese Wechselwirkungen zu kennen?

Das Verstehen des Kreislaufs ist der Schlüssel zur Balance und Harmonisierung. Durch die Stärkung bzw. Dämmung bestimmter Elemente kann Gesundheit wiederhergestellt werden.

Yin und Yang

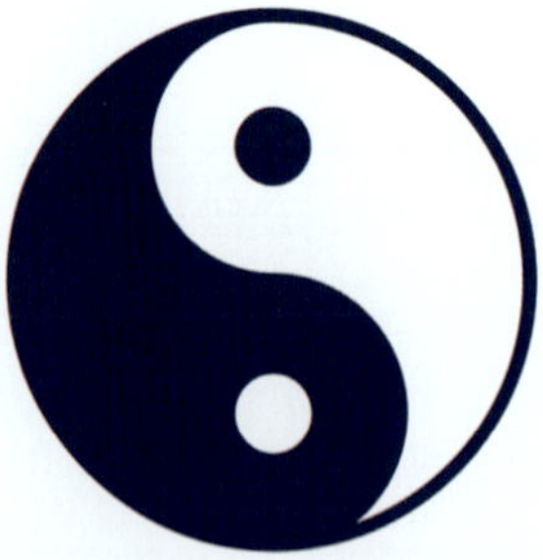

Nach der Theorie von Yin und Yang existieren zwei grundsätzliche Kräfte: Yang steht für die männliche, stimulierende und logische Seite. Yin ist die weibliche, statische und beruhigende Energie. Sie charakterisieren zwei verschiedene Arten von Qi. Und dieses Qi fließt in den jeweiligen Meridianen. Dennoch kann es das eine nie ohne das andere geben. Yin führt zu Yang und Yang führt zu Yin.

Wobei es jedoch immer auf das Verhältnis ankommt, in das man es setzt. Warmes Wasser wird dem Yang zugeordnet, da Yin für das Kühlende steht. Setzt man jedoch warmes Wasser mit kochendem Wasser ins Verhältnis, wird es plötzlich zu Yin.

„YIN und YANG und die 4 Jahreszeiten sind der Anfang
und das Ende eines jeden Dinges;
sie sind die Wurzel von Leben und Tod.
Wer gegen das Prinzip von YIN und YANG lebt,
wird sein Leben zerstören,
wer mit ihm lebt, wird in Harmonie leben."

Nei Jing, Su Wen, Kap. 2

Übersicht

Yin	Yang
Ende eines Zyklus	Anfang eines Zyklus
Tiefe	Höhe
Abend, Nacht	Vormittag, Nachmittag
Raum	Zeit
Erde	Himmel
West, Nord	Ost, Süd
Nacht	Tag
Schatten	Licht
Mond	Sonne
Wasser	Feuer
Stabilität	Wandlung
Struktivität (n. Porkert)	Aktivität
Statik	Dynamik
Starre	Auflösung

Yin- und Yang-Meridiane

Meridiane	Element
Lunge (Yin), Dickdarm (Yang)	Metall
Magen (Yang), Milz-Pankreas (Yin)	Erde
Herz (Yin), Dünndarm (Yang)	Feuer
Blase (Yang), Niere (Yin)	Wasser
Perikard (Yin), Dreifach-Erwärmer (Yang)	Feuer
Gallenblase (Yang), Leber (Yin)	Holz

Die Paare

Die Meridiane schließen sich immer zu Yin-Yang-Paaren zusammen. An der Außenseite der Extremitäten (Arme und Beine) verlaufen die Yang-Meridiane, die mit den entsprechenden Hohlorganen in Verbindung stehen, und an der Innenseite die Yin-Meridiane, die mit den entsprechenden Speicherorganen verbunden sind.

Bei der Meridianpartnerschaft nach der Oben-Unten-Regel spricht man von korrespondierenden Meridianen und meint damit Meridiane, die an Armen und Beinen an anatomisch korrespondierender Stelle verlaufen. So ist zum Beispiel der Herzmeridian an der Innenseite des Arms zu finden, der korrespondierende Meridian sollte also an der Innenseite des Beines angesiedelt sein: Es handelt sich um den Nierenmeridian.

Qi-Lebensenergie

Was ist Qi/Prana/Chi?

Wörtlich übersetzt heißt Qi oder auch Prana so viel wie Dunst, Dampf, Atem oder Tau – in der Bedeutung von Lebensenergie oder Lebenskraft. Manchmal wird es auch als elektromagnetische Energie oder elektrische Energie bezeichnet in Verbindung mit Emotion. Die Begriffe treffen aber in der Konsequenz nicht ganz zu, denn Qi ist eher eine Qualität oder Essenz, die alles durchdringt und erfüllt. Qi durchströmt den Raum, den gesamten Kosmos und alles, was in ihm existiert.

Der Begriff ist eng mit der traditionellen chinesischen Weltanschauung und Philosophie verbunden. Danach gibt es verschiedene Qualitäten des Qi: das Qi des Himmels oder universales Qi, mit dem wir unser individuelles Qi anreichern können, mit einer besonderen Wirkung auf unsere Seele und unseren Geist. Dieses Qi wird in der Meditation über das Scheitelzentrum aufgenommen. Das kosmische Qi nährt unseren Verstand und unsere Organe und wird während der Meditation über das „dritte Auge" empfangen.

Das Qi der Erde, das den physischen Körper mit der täglich nötigen Lebens- und Selbstheilungskraft versorgt sowie Seele und Geist nährt, ist die Yin-Kraft, als Ausgleich zu den Yang-Kräften des universellen und kosmischen Qi. Das Qi der Erde wird über die Fußsohlen aufgenommen.

Das Qi bewegt sich in den Meridianen (Energieleitbahnen) sowie in zusätzlichen Bahnen, wie zum Beispiel im Energiekreislauf durch den Körper. Diese Bahnen und die energetischen Punkte sind individuell in ihrer Position und Größe und von Mensch zu Mensch verschieden. Im Akupunktursystem der Traditionellen Chinesischen Medizin wird auf diese Bahnen und Punkte Bezug genommen.

Auch die Erde hat solche Meridiane und Kraftpunkte, auf denen sich das Qi bewegt oder sammelt: die so genannten Drachenadern, in denen sich das Yang-Qi des Himmels mit dem Yin-Qi der Erde vermischt. Die Wissenschaft dieses Systems entfaltet sich im Feng-Shui.

Gibt es Qi und die Meridiane wirklich?

Die Wissenschaft hat sich bislang hauptsächlich mit der Akupunktur befasst. Durch interessierte Ärzte hat diese in Europa und den Vereinigten Staaten bereits eine weite Verbreitung erfahren. Bei der Akupunkturbehandlung werden an genau definierten Akupunkturpunkten Nadeln in die Haut gestochen. Dadurch werden körpereigene Regulationsmechanismen in Gang gesetzt. In der Überlieferung ist von Energiebahnen, sog. Meridianen, die Rede.

Wissenschaftliche Untersuchungen konnten etwa belegen, dass Lichtquanten-Photonen entlang der Meridiane signifikant besser geleitet werden als von umgebendem Körpergewebe. Und in neuesten Forschungen der Elektrobiomedizin der Technischen Universität Graz wurde die Wirkung der Akupunktur auf die Gehirnfunktion und Gehirndurchblutung durch geeignete Versuchsanordnungen eindeutig nachgewiesen.

Dies erklärt auch die Wirkungsweisen von Tuina-Massagen, Shiatsu, EFT (Klopfakupressur) und natürlich **Yin Yoga**.

„Der Mensch lebt inmitten von Qi,
und Qi erfüllt den Menschen.
Angefangen bei Himmel und Erde
bis zu den zehntausend Wesen
braucht alles das Qi, um zu leben."

Huang Di Nei Jing

Bindegewebe und Faszien

Weitere Studien

Die ersten Studien wurden 1937 von Sir Thomas Lewis durchgeführt. Er erkannte ein bisher unbekanntes Netz, welches er für Hauptnerven hielt. Den Beweis, dass ein „erkrankter" Meridian einen deutlich geringeren Hautwiderstand aufweist als ein „gesunder", trat 1950 Yoshio Nakatani an. Diese Untersuchungen sowie die Forschungen von Dr. Dumitrescu zeigten die ersten Akupunkturpunkte sowie deren energetische Störfelder. Die so gewonnenen Erkenntnisse wurden immer weiter verfeinert, bis schließlich nachgewiesen wurde, dass die Meridiane Licht leiten (Prof. Kaznachejew, Dr. Pankratov, Russland).

In der Studie „German Acupuncture Trials" (2002-2007) konnte die Wirksamkeit von Akupunktur dokumentiert werden. Inzwischen empfiehlt die Weltgesundheitsorganisation WHO bei über 40 Krankheiten die Anwendung von Akupunktur.

In der Mechanik wird Energie als die Kapazität, Arbeit zu verrichten, definiert. Es wird nach kinetischer (Bewegungs-)Energie, potentieller (Lage-)Energie und Spannungsenergie unterschieden. Mechanische Energie, Wellenenergie, elektrische, magnetische, thermische und Bindungs-Energie sind alles Energieformen, die wir auch im menschlichen Körper vorfinden und beeinflussen können. Eine ausführliche Übersicht über medizinische und therapeutische Formen der Nutzung von Energie findet sich z. B. bei James L. Oschmann, Energiemedizin (2006).

In neuester Zeit halten im Shiatsu (Meridianmassage) auch Erkenntnisse der Quantenphysik Einzug, beispielsweise die Teilchen-Welle-Dualität. Sie besagt, dass wir Energiebewegungen auf der stofflichen Ebene wahrnehmen können, aber auch auf der Schwingungsebene. Dem Quantenphysiker F.-A. Popp ist mit Hilfe der Infrarot-Thermographie der Nachweis gelungen, dass Meridiane existieren und als Lichtleiter zu verstehen sind. Er geht davon aus, dass die Speicherung und Ausstrahlung der Biophotonen durch die DNA geschieht und dass ein kohärentes Biophotonen-Feld Voraussetzung für Gesundheit ist. Das Bindegewebe als Informationsträger wird naturwissenschaftlich immer bedeutsamer. Prof. Helene Langevin ist etwa in den USA federführend in der Erforschung der Beziehungen zwischen Akupunkturpunkten, Meridianen und Bindegewebe, welche mithilfe moderner bildgebender Verfahren nachweisbar sind.

Fazit: Die Meridiane befinden sich im Bindegewebe.

Das Bindegewebe

Das Bindegewebe ist ein weit unterschätztes Regulationssystem. Es stellt die Schaltstelle für die Nährstoffversorgung und die Schadstoffentsorgung unserer Zellen dar und ist das größte zusammenhängende Ganze im Körper. Dieses elementare und komplexe System bildet folglich das Grundsystem des Körpers, der zu 70 % aus diesem Gewebe besteht.

Alles „schwimmt" quasi im Bindegewebe, wird davon umschlossen, umgeben und versorgt, so umhüllt es z. B. auch jeden Muskel im Ganzen wie auch jeden einzelnen Muskelstrang und jede einzelne Muskelfaser (Abb. S. 23).

Zwischen den Zellen des netzartigen Bindegewebes befindet sich eine Flüssigkeit, die Zwischenzellflüssigkeit genannt wird. Diese Zwischenzellflüssigkeit ist in ihrer Zusammensetzung nahezu identisch mit Meerwasser.

Als „Abwassersystem" ist das Lymphsystem zu verstehen, das neben den Blutbahnen das zweite selbständig arbeitende Rohrleitungssystem in unserem Körper darstellt. Die „Lymph-Adern" haben die Aufgabe, die Ausscheidungen der Zellen aufzunehmen, um sie in die Venen oder zum Dickdarm zu transportieren.

Da das Lymphsystem ebenfalls über keinen direkten Anschluss an die Zellen verfügt, werden Zellabfälle an die Zwischenzellflüssigkeit abgegeben und gelangen von dort aus in die Lymphbahnen.

Im Grunde ist es also das Bindegewebe, das sowohl die Versorgung aller Organzellen mit Nährstoffen als auch den Abtransport von Zellausscheidungen ermöglicht. Doch das ist bei weitem noch nicht alles.

Dasselbe gilt nämlich auch für die bioelektrische Weiterleitung von Nervenimpulsen. Da Wasser keinen Strom leitet, sind dafür die Mineralsalze („Elektrolyte") verantwortlich. Ohne die richtige Mineralsalzzusammensetzung der Zwischenzellflüssigkeit ist eine störungsfreie Reizweiterleitung der Nervenimpulse also nicht möglich.

Arten von Bindegewebe

Faseriges Bindegewebe

- Straffes Bindegewebe
  - Straffes parallelfaseriges Bindegewebe
  - Straffes geflechtartiges Bindegewebe
  - Straffes elastisches Bindegewebe
- Lockeres Bindegewebe
- Areoläres Bindegewebe (lockeres, netzartiges Bindegewebe)

Zellreiches Bindegewebe

- Embryonales Bindegewebe
- Gallertiges Bindegewebe
- Retikuläres Bindegewebe (feste Gewebsstruktur)
  - Lymphoretikuläres Bindegewebe (Beispiel: Milz)
  - Hämoretikuläres Bindegewebe (Beispiel: Knochenmark)
- Spinozelluläres Bindegewebe (Beispiel: Eierstock)

Spezialisierte Bindegewebe

- Knorpelgewebe
- Knochengewebe
- Fettgewebe
- Blut

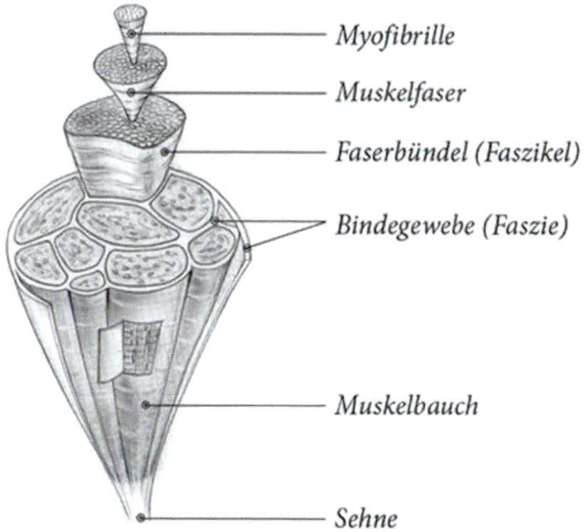

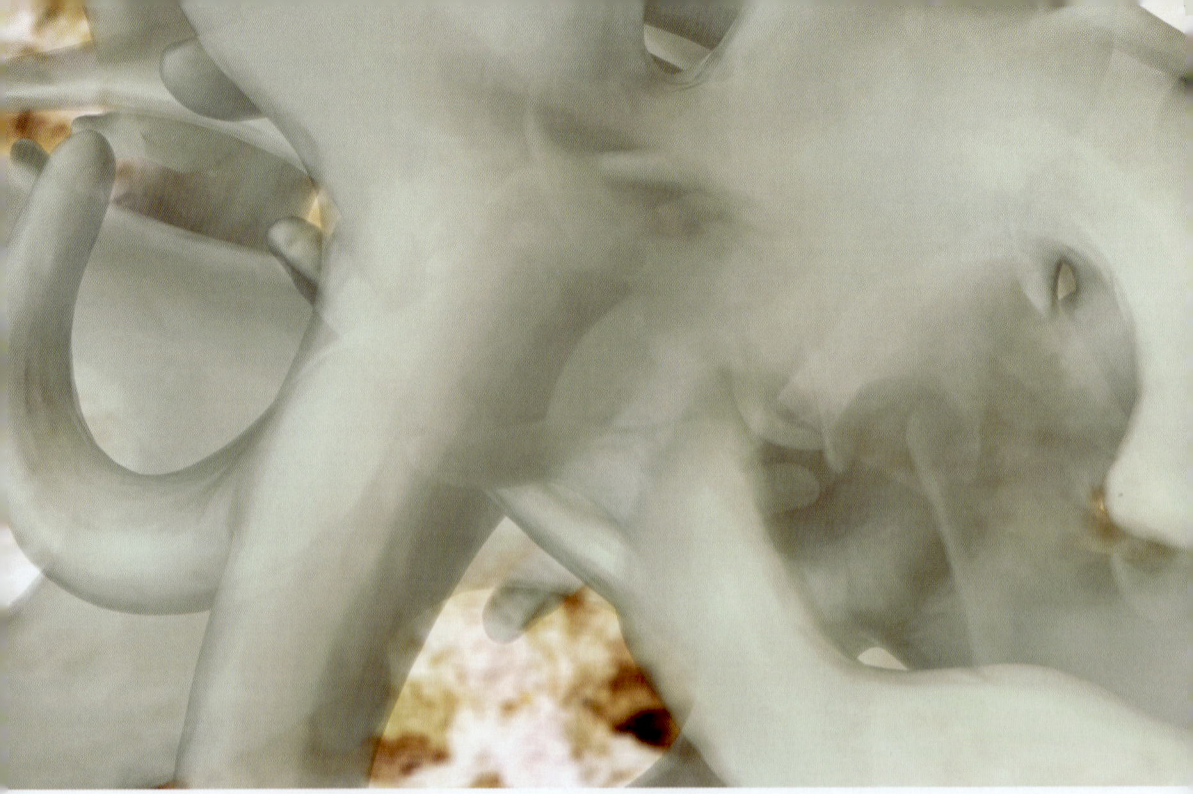

Faszien

Bindegewebe = Faszien?

Seit dem ersten internationalen Fascia Research Congress haben sich die führenden Experten in diesem Feld auf den oben formulierten umfassenderen Faszienbegriff geeinigt, der im Wesentlichen deckungsgleich ist mit dem, was der Laie unter „Bindegewebe" versteht (im Unterschied zum Mediziner, für den beispielsweise Knochen, Knorpel oder auch Blut ebenfalls zum Bindegewebe zählen).

Die 3 Schichten der Faszien

Oberflächliche Faszien
befinden sich im Unterhautgewebe in den meisten Teilen des Körpers und vermischen sich mit der retikulären Schicht der Lederhaut (Dermis).

Tiefe Faszien

sind die dichten, faserreichen Bindegewebsschichten und -stränge, welche die Muskeln, Knochen, Nervenbahnen und Blutgefäße des Körpers durchdringen und umschließen.

Viszerale Faszien

dienen als Aufhängung und Einbettung der inneren Organe und wickeln diese in Schichten aus Bindegewebsmembranen. Jedes dieser Organe ist von einer Doppelschicht aus serösen Membranen umgeben: der äußeren Wand (parietale Schicht) und der Haut des Organs (viszerale Schicht).

Alles Wissenswerte auf einen Blick

1. Faszien sind feine, zähe, bindegewebige Häute aus kollagenem Eiweiß. Jeder, der schon einmal Fleisch zubereitet hat, kann sich bestimmt an diese milchig-weißen Häute, die das rohe Steak umhüllen, erinnern. Sie hüllen auch beim Menschen die Muskeln ein und erlauben es, einzelne Muskeln voneinander abzugrenzen. Ähnliches können wir auch bei anderen Lebensformen, wie etwa in der Pflanzenwelt, beobachten: Räumlich trennende und zugleich formgebende Häute finden wir zum Beispiel in Apfelsinen und Grapefruits.

2. Fasziale Bindegewebe erfüllen außer der Funktion der Trennung der Muskeln weitere wichtige Aufgaben. Denn auch die Lymphe wird zwischen den Faszien abgeleitet. Diese Flüssigkeit transportiert sowohl Abbauprodukte aus unseren Zellen als auch wichtige Aufbaustoffe zu den Zellen. Jede Muskelbewegung unterstützt dabei die Transportfunktion. Wenn es aufgrund von Verspannungen zu einem Stau der Lymphe kommt, können Faszien verkleben. Das Fibrinogen, ein Blutgerinnungsfaktor, liegt in der Lymphe als gelöster Stoff vor, wird aber in Kombination mit bestimmten Substanzen zu unlöslichem Fibrin. Substanzen wie das Adenosintriphosphat werden bei Muskelanspannung freigesetzt und durch die Fibringerinnung verkleben die Faszien intensiv miteinander (Prof. Dr. med. Paulini, Universitäten Ulm und Mainz).

3. Die menschlichen Faszien umhüllen ausnahmslos jeden Muskel, jeden Knochen, die Organe und selbst die Nerven. Diese Bindegewebe haben im Körper keinen Anfang und kein Ende und sind als ein Geflecht von sich überlagernden, nahtlos ineinander übergehenden, derben Häuten zu verstehen. Faszien können hauchdünn oder mehrere Millimeter dick sein. Sie sind zahlreich mit sympathischen Nervenendigungen durchsetzt, über die die Faszien auf unser vegetatives Nervensystem einwirken. Sie bilden

sozusagen den Außenposten unseres autonomen Nervensystems. Autonom bedeutet: Über dieses Nervensystem haben wir keine bewusste Kontrolle, es regelt lebenswichtige Körperfunktionen weitestgehend selbstständig. Dazu gehören Atmung, Verdauung, einzelne Organe und auch Muskeln wie die inneren Augenmuskeln.

4. Auch die Faszienspannung wird vom autonomen Nervensystem beeinflusst. Eine innere Gelassenheit senkt unsere Körperspannung. Stress dagegen kann die Grundspannung unserer Faszien steigern. Doch auch das Gegenteil ist richtig: Stehen unsere Faszien unter hoher Spannung, fühlen wir uns gestresst und finden keine innere Ruhe. Haben wir nie gelernt, uns auf der Ebene der Faszien wirkungsvoll zu entspannen und loszulassen, wird die Tonuserhöhung zu unserem Selbst. Eine Spirale kann in Gang gesetzt werden, an deren Ende ein unbeweglicher, grobmotorischer, oft erst 30-jähriger Mensch steht, der sich schon bei normalen Bewegungen verletzen kann. Einige heftige oder für ihn ungewohnte Bewegungen reichen aus, um Muskeln zu zerren oder zu stauchen.

5. Für die meisten Menschen ist es auch überraschend, zu erfahren, dass unsere reichhaltigsten Sinnesorgane auf keinen Fall Augen, Ohren, Nase oder Haut sind, sondern unsere Muskeln mit deren Faszien und Nervenendigungen. Dort befindet sich die größte Anzahl an Rezeptoren und Nervenzellen, die unser Gehirn mit Sinnesempfindungen überschütten. Deswegen bezeichnen wir Faszien im erweiterten Verständnis auch als ein Sinnesorgan.

6. Doch Faszien können noch mehr: Sie formen unseren Körper und sind maßgeblich für sein Erscheinungsbild verantwortlich. Sie bilden eine veränderliche Grundmatrix. Diese passt sich über Wochen und Monate den unterschiedlichen Belastungen des Körpers an. Würden wir alle Organe, Knochen und Muskeln aus einem Menschen entfernen, könnten wir immer noch seine individuelle Gestalt erkennen. Wir würden eine weiße, milchige Hülle mit vielen Einbuchtungen und Taschen sehen, in denen die Organe, Knochen und Muskeln Platz finden. Es ist also zum größten Teil dieses wichtige Bindegewebe, das uns eigentlich aufrecht hält. Verändern wir nun durch manuelle Manipulation im Zuge einer „Senmotic blue"-Sitzung (System zur Faszienmobilisierung) die Lage der Muskeln und die Gleitfähigkeit der Faszien, ändert sich oft spontan die Form des behandelten Körperteils, und dessen Beweglichkeit nimmt drastisch zu. Es ist auch für uns immer wieder überraschend und faszinierend, wie schnell sich der ganze Körper unter unseren Händen in nur einer Sitzung verwandelt.

7. Auch für die menschliche Gesamtbeweglichkeit ist das Bindegewebe entscheidend. Durch psychischen Stress, Operationen, Schonhaltungen sowie Bewegungsmangel

und falschen Gebrauch des Körpers verkürzen und verhärten sich Faszien, indem sie „umgebaut“ werden: Die gut dehnbaren Elastinanteile nehmen ab und werden innerhalb der Faszien durch das zähe, kaum dehnbare Kollagen ersetzt. Der Grundtonus erhöht sich um ein Vielfaches und die Faszien werden dadurch starr und unbeweglich. Auf Grund dessen verlieren sie ihre Gleitfähigkeit. Die gravierenden Folgen: Sie grenzen den Bewegungsspielraum unserer Muskulatur und unserer Gelenke dauerhaft und oft auch schmerzhaft ein.

8. Eine überragende Rolle spielen Faszien bei der Krafterzeugung, denn sie produzieren durch Dehnspannung Kräfte und leiten diese im Körper weiter. Muskeln verstärken diese Kräfte um ein Vielfaches. Hier gilt die Gleichung: Je elastischer die Faszien im Körper sind, umso mehr Kräfte werden erzeugt und übertragen. Faszien dienen dabei als Energiespeicher. So werden die bindegewebsartigen Bänder und Faszien im Fuß beispielsweise gedehnt, sobald wir mit dem kompletten Körpergewicht auf diesem stehen. Sofern ein gut ausgebildetes Fußgewölbe vorhanden ist, gleiten der Ballen und die Ferse durch das Gewicht leicht auseinander. Das Fußgewölbe senkt sich ein wenig. Die zähen und trotzdem elastischen Faszien werden gedehnt. Sie speichern diese Energie und sind leicht vorgespannt. Sobald wir das Körpergewicht minimal verlagern, wird die Energie freigegeben. Der Schritt beginnt und der Fuß geht in seine ursprüngliche Form zurück, bis der Prozess wieder von vorne beginnt. Dieses Prinzip der Energiespeicherung gilt für den ganzen Körper.

9. Dazu kommt, dass alle Faszien untereinander in Verbindung stehen und Spannungen und Unbeweglichkeiten in andere Körperteile übertragen. Deshalb kann eine verkürzte oder verklebte Wadenfaszie über die Beine einen Zug auf unseren unteren Rücken oder sogar die Schulter ausüben und dort für Bewegungseinschränkungen, Schmerzen und Unbehagen sorgen. So sehr, wie uns das zum Nachteil gereicht wird, so sehr können wir davon profitieren. Denn arbeiten wir mit „Senmotic blue“ an einer Faszie, erreichen wir damit auch sehr viele andere Faszien vom Kopf bis zur Fußspitze.

10. Mit Hilfe von Yin Yoga ist es möglich, kollagene Verdickungen oder Verklebungen des Bindegewebes aufzulösen und die Faszien langfristig zu mobilisieren. Nervale Rezeptoren in den Faszien gelten als neurologische Schaltstellen. Diese übermitteln über einen sensiblen manipulativen Druck oder Dehnung Informationen direkt an das Nervensystem. Das kann zu einer spontanen Tonusveränderung des Gewebes führen. So kann man über Faszienmobilisation die Lage der Muskeln und deren Funktion im Körper nachhaltig positiv beeinflussen.

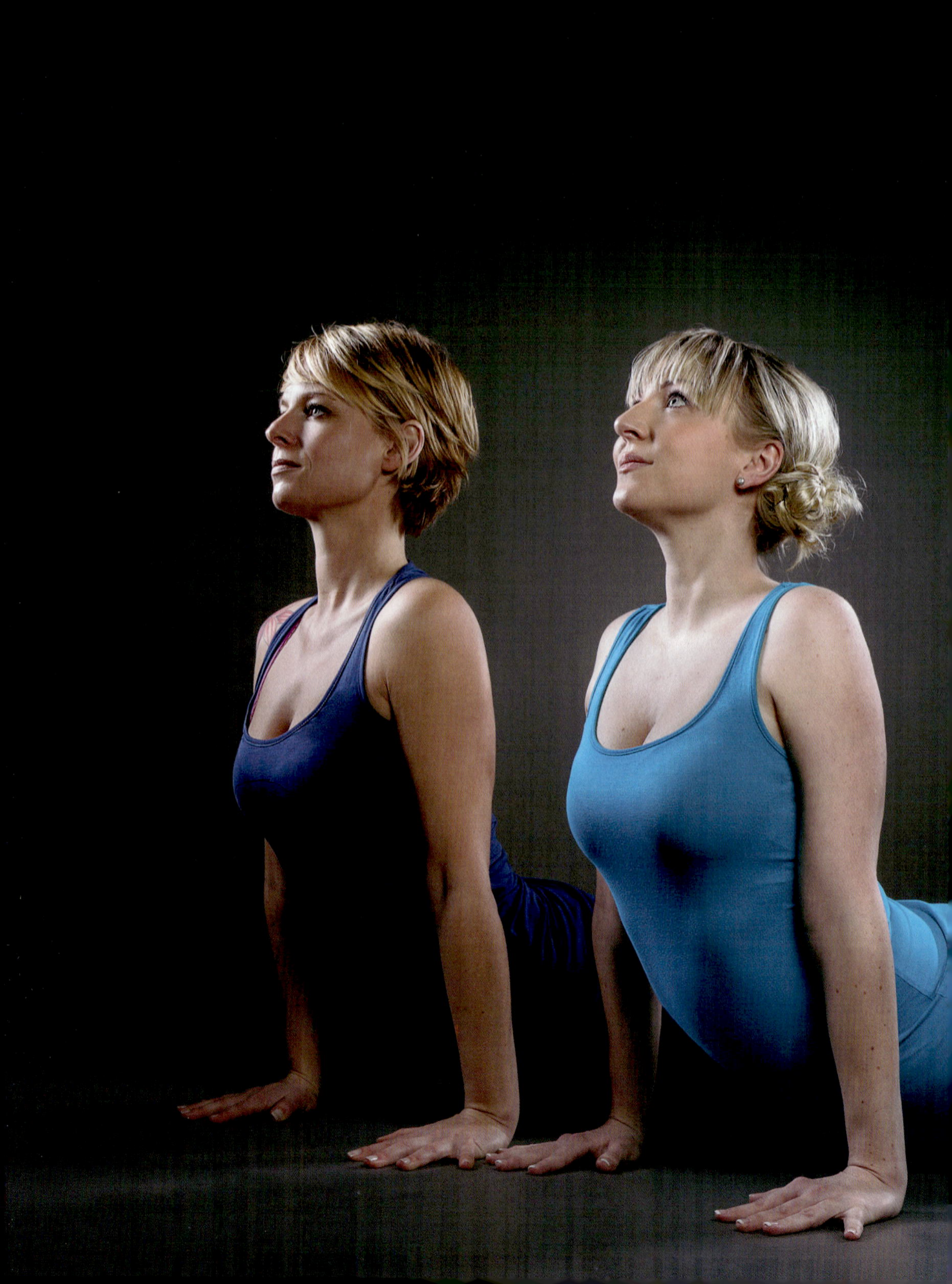

Praxis

Yin Yoga allgemein

Yin Yoga entspricht einer Form des Hatha Yoga, allerdings einer wesentlich ursprünglicheren Form als die modernen Yang-Stile. Übungen des Yoga werden mit Heilungserfahrungen aus dem Osten kombiniert. Bereichert um das moderne Wissen der westlichen Welt ergibt sich eine ganz neue und wunderbare Möglichkeit, die eigene Gesundheit zu erhalten und sogar noch weiter zu verbessern.

Dabei gilt: Wie wir praktizieren ist wichtiger als das, was wir praktizieren.

Der Ursprung des Yin Yoga

Da sich Yin Yoga ebenso aus den alten Texten des Hatha Yoga ableitet wie aus modernen Yogaformen, geht es ebenfalls auf die alten Überlieferungen von vor 5000 Jahren zurück. In der „Yoga Pradipika" werden viele der Yin-Yoga-Asanas beschrieben und als ein Werkzeug verstanden, um den Körper kraftvoll und flexibel zu machen, so dass eine lange Meditation im Sitzen erst möglich wird.

In den modernen Yogatraditionen wird der Fokus meistens auf die Asanapraxis gelegt. Krishnamacharya hat einmal gesagt, dass er 3.000 Yogapositionen kenne, sein Meister Ramamohan Brahmachari sogar 8.000. Immer neue Ideen und Variationen drängen auf den Markt, da ist Yoga auf dem Surfbrett nur ein Beispiel unter vielen.

Yin Yoga bietet jedoch die Möglichkeit, sich zurück zum Ursprung zu begeben. Zugleich hilft es, den Körper kraftvoll und flexibel zu halten, um in eine tiefere Art der Meditation zu gelangen.

Paulie Zink war ein Vorreiter des Yin Yoga. Er erlernte das „Daoist Yoga" von seinem Meister Ling und bereicherte es durch das Wissen um die 5 Elemente.. Paulie inspirierte Paul Grilley (auch ein bekannter Yin-Yoga-Lehrer), der selbst vom Ashtanga- und Bikram-Stil kam. Er lernte die Yin-Aspekte der Stille und der lang gehaltenen Asanas, erweiterte sie um das Wissen der Traditionellen Chinesischen Medizin (TCM), vor allem durch Dr. Hiroshi Motoyama aus Japan, und entwickelte sein eigenes Konzept: Yin Yoga.

Wie sollte Yin Yoga praktiziert werden? – Die Erwärmung und Mobilisation

In den USA wird Yin Yoga komplett kalt, also ohne jegliche Erwärmung praktiziert, um ganz im Yin-Prinzip zu sein. Allerdings werden dort die Räume in sämtlichen Yogastudios auf gute 25 Grad aufgeheizt. Daher hat der Körper immer eine sehr angenehme Grundwärme. Diese „Umstände" werden in deutschen Studios meist nicht umgesetzt, deshalb ist die Gefahr des Auskühlens sehr groß!

Yin Yoga arbeitet mit tiefen Dehnungen im Hüft- und Herzbereich. Die Wirkungen gehen bis tief in die Gelenke und das Bindegewebe. Aus diesem Grund unterrichten und praktizieren wir immer mit einer kurzen Erwärmung und Mobilisation.

Probiere beides für dich aus, das „kalte" Praktizieren" und das „erwärmte", und finde deine eigene Yin-Yoga-Praxis.

Ein Beispiel für eine kurze Erwärmung mit Mobilisation:
Sanfte Mobilisation der Halswirbelsäule, Schulternkreisen, Katze/Kuh, herabschauender Hund, Hüftstretch rechts und links, 2-3 sanfte Sonnengrüße (mit abgelegten Knien im Chaturanga Dandasana). In der Vorbeuge aushängen lassen.

Und damit wären wir auch schon am Anfang unserer Yin-Yoga-Praxis.

Das Ego

Ego

Für unser Ego ist eine Yin-Yoga-Praxis schwerer zu ertragen als eine kraftvolle Yang-Praxis. Der Grund ist einfach: Wir werden durch das lange Halten mit uns selbst konfrontiert, wesentlich schneller als in einer Yang-Praxis, in der der körperliche Schwerpunkt im Vordergrund steht. Unser Ego versucht uns immer wieder vorzugaukeln, dass wir Ruhe gar nicht benötigen und eine Auseinandersetzung mit uns selbst reine Zeitverschwendung sei.

Um es uns und dem Ego angenehm zu gestalten, verbinden wir unsere Yin-Yoga-Praxis mit einfachen Meditationstechniken und Techniken aus dem mentalen Training. So wird das Ego sanft mit der Stille vertraut gemacht und wahrer Genuss stellt sich ganzheitlich ein.

Stille im Yin Yoga

1. Stille im Körper: Die Asanas werden lange gehalten, ohne große Veränderung.
2. Stille im Atem: Eine sanfte, lange und fließende ozeanische Atmung wird hier empfohlen (Ujjayi Atmung).
3. Stille im Geist: Hängt eng mit der Stille der Atmung zusammen.

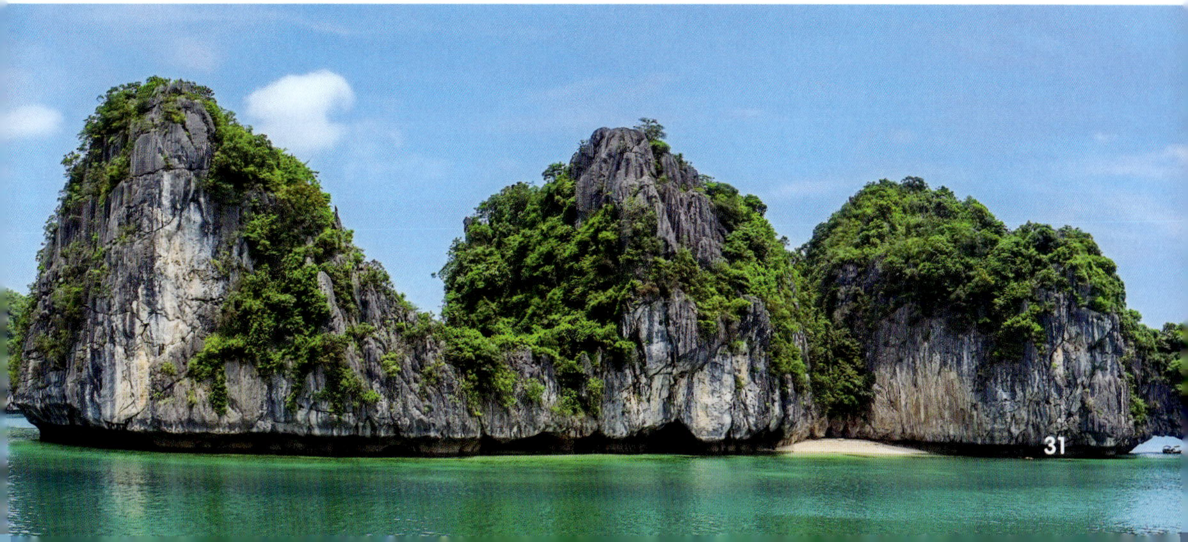

Stress im Alltag

Viele Methoden haben sich heutzutage der Volkskrankheit „Stress“ angenommen: Akupunktur, Akupressur, EFT (Klopfakupressur), die MBSR-Methode und viele mehr.

Warum sollte man die Prinzipien dieser Praktiken nicht mit einer körperlichen Komponente verbinden und somit zugleich auch noch der Volkskrankheit Nr. 1 – Rückenerkrankungen – vorbeugen?

Das bietet Yin Yoga – eine Verbindung von Körper und Geist! Denn:

> „Nur in einem gesunden Körper
> wohnt auch ein gesunder Geist.“
>
> **Buddha**

Wann sollte Yin Yoga praktiziert werden?

Du kannst jederzeit praktizieren. Wir empfehlen die Praxis in den Abendstunden. Gerade bei Entspannungs- und Schlafproblemen kann Yin Yoga Wunder wirken. Probiere es aus und finde deine Zeit.

Asanas praktizieren

Wie lange sollten die Asanas gehalten werden?

In der Literatur kannst du Zeitangaben von 1-20 Minuten finden. Da es hierfür keine feste Regel gibt, solltest du dir einen guten Lehrer suchen, der die für dich passende Dauer kennt.

Am Anfang ist es vollkommen ausreichend, die Asanas 2 Minuten lang zu halten. Im Laufe deiner Praxis solltest du die Haltezeit auf 3-5 Minuten steigern.

! Wichtig: Praktiziere immer mit Achtsamkeit und Gefühl für das, was dir guttut und was nicht.

Hier ist es auch wichtig, die Intensität der jeweiligen Yin-Position zu berücksichtigen. Eine angenehme Seitneigung wie den Halbmond kannst du wesentlich länger halten als das intensive Kamel.

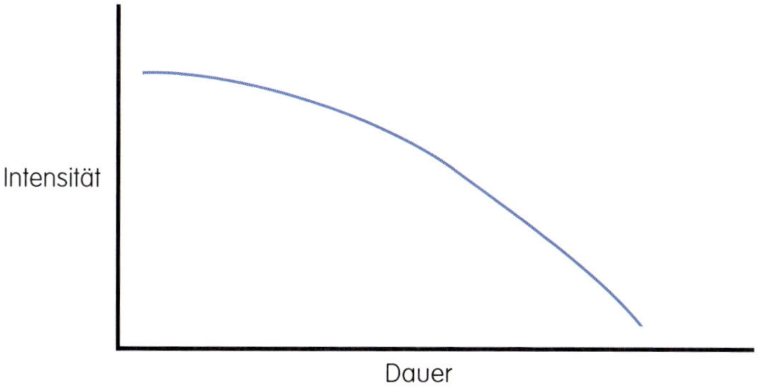

Die Meridiane können durch Druck (Bodenkontakt, Schwerkraft), wie auch durch Zug (Dehnung, Stretching) stimuliert und harmonisiert werden. So hast du gerade auch bei den in den Armen verlaufenden Meridianen verschiedenste Variationsmöglichkeiten. Auf den folgenden Seiten erhälst du einige Vorschläge. Diese Möglichkeiten und Variationen haben dabei keinen Anspruch auf Vollständigkeit. Sei kreativ!

Intensität

Gehe nur bis zu 60 % des Möglichen und Maximalen in die Asana hinein. Verweile 1 Minute, lass dich dann bequem tiefer sinken und dich wie ein Vogel im Wind in die Asana hineingleiten. Ohne Anstrengung, ohne Kontrolle lässt du dich einfach tragen und genießt. Du solltest niemals einen Schmerz verspüren. Sobald es schmerzhaft wird, geh aus der Position heraus und spüre nach. Aber unterscheide auch zwischen einem Dehnungsschmerz (ein solcher ist in vielen Positionen „normal") und einem stechenden Schmerz, welcher dir signalisiert, die Position zu verändern oder zu verlassen.

Die Gedanken

Nutze 1. Mantren, 2. eine einfache Meditationstechnik, 3. eine Technik aus dem mentalen Training, wie Affirmationen, oder 4. eine fokussierte Atemtechnik und -lenkung, um deinen Geist zu beruhigen und ihm eine Hilfestellung zu geben, die Stille zuzulassen. Beobachte, was in deinem Geist geschieht – sei dein stiller Beobachter.

Wir werden später noch näher auf die Techniken der Geisteszentrierung eingehen.

Wie oft sollte Yin Yoga praktiziert werden?

Du kannst Yin Yoga gerne mehrmals in der Woche praktizieren. Im Unterschied zur Yang-Praxis werden die Muskeln nicht beansprucht und benötigen somit auch keine Regenerationszeit. *Sei auch hier achtsam und spüre, wie viel Praxis dir guttut.*

Was benötige ich, um Yin Yoga zu praktizieren?

Absolut nichts. Nur 4 m^2 Platz. Im Prinzip benötigst du nicht einmal eine Matte.

Am Ende

Auch die Yin-Praxis endet mit einer Tiefenentspannung in Shavasana oder einer Meditation, die in diesem Fall besonders in die Tiefe führen kann, da das ganze System bereits sehr entspannt ist.

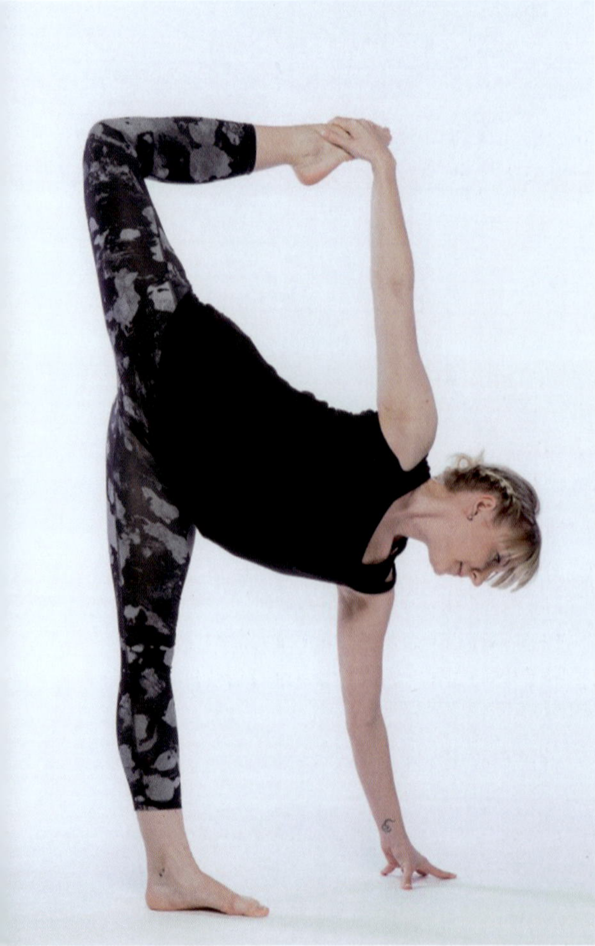
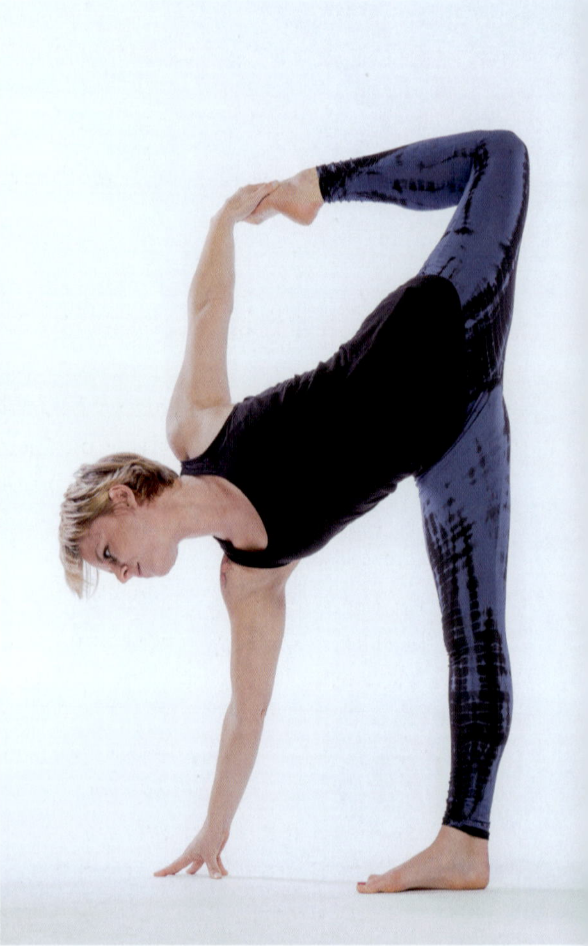

Stundenaufbau

Zum Sequencing/Stundenaufbau im Allgemeinen

Die Asanas im Yin Yoga können im Grunde genommen ganz nach Belieben ausgesucht und praktiziert werden. Um anatomisch korrekt zu üben, ist diese Reihenfolge jedoch sehr hilfreich:

Erwärmung/Mobilisation

Beginne mit den Vorwärtsbeugen und Hüftöffnern. Fange hier mit einfachen, nicht so intensiven Positionen an und steigere die Intensität langsam, falls erwünscht.

Setze die herzöffnenden Positionen und die Umkehrhaltungen (die Beine über dem Herzen wie im Schulterstand) an das Ende der Praxis.

Finde nach jeder Asana in eine ausgleichende Haltung wie in den herabschauenden Hund oder die Kindsposition. Diese hältst du für gute 10 tiefe Atemzüge.

Achte darauf, dass du eine Vorwärtsbeuge nicht unmittelbar mit einer Rückbeuge verbindest. Praktiziere dazwischen eine Position, die die Wirbelsäule wieder aufrichtet (z. B. halber Lotussitz).

Beende deine Praxis auf dem Rücken liegend in Shavasana (8-10 Minuten).

Mit diesen Tipps bist du für den Einstieg in deine Heimpraxis sehr gut vorbereitet. Das Thema Stundenaufbau/Sequencing mit dem Schwerpunkt auf die Chakralehre, die Meridianlehre und die Elemente (z. B. Wie baue ich eine Stunde zum Thema Wasser auf?) behandeln wir sehr intensiv in unseren Workshops und Ausbildungen, falls es dich interessiert, in diese Thematik tiefer einzutauchen. Alle Termine kannst du auf www.vinyasa-yoga.de einsehen.

Finde spielerisch in deine Praxis! Probiere aus! Fühle hinein! Du kannst, wenn du achtsam im Fühlen und Wahrnehmen bist, ganz schnell herausfinden, welche Positionen dir besonders guttun – und dir so deine eigene Lieblingssequenz zusammenstellen.

Die Organuhr

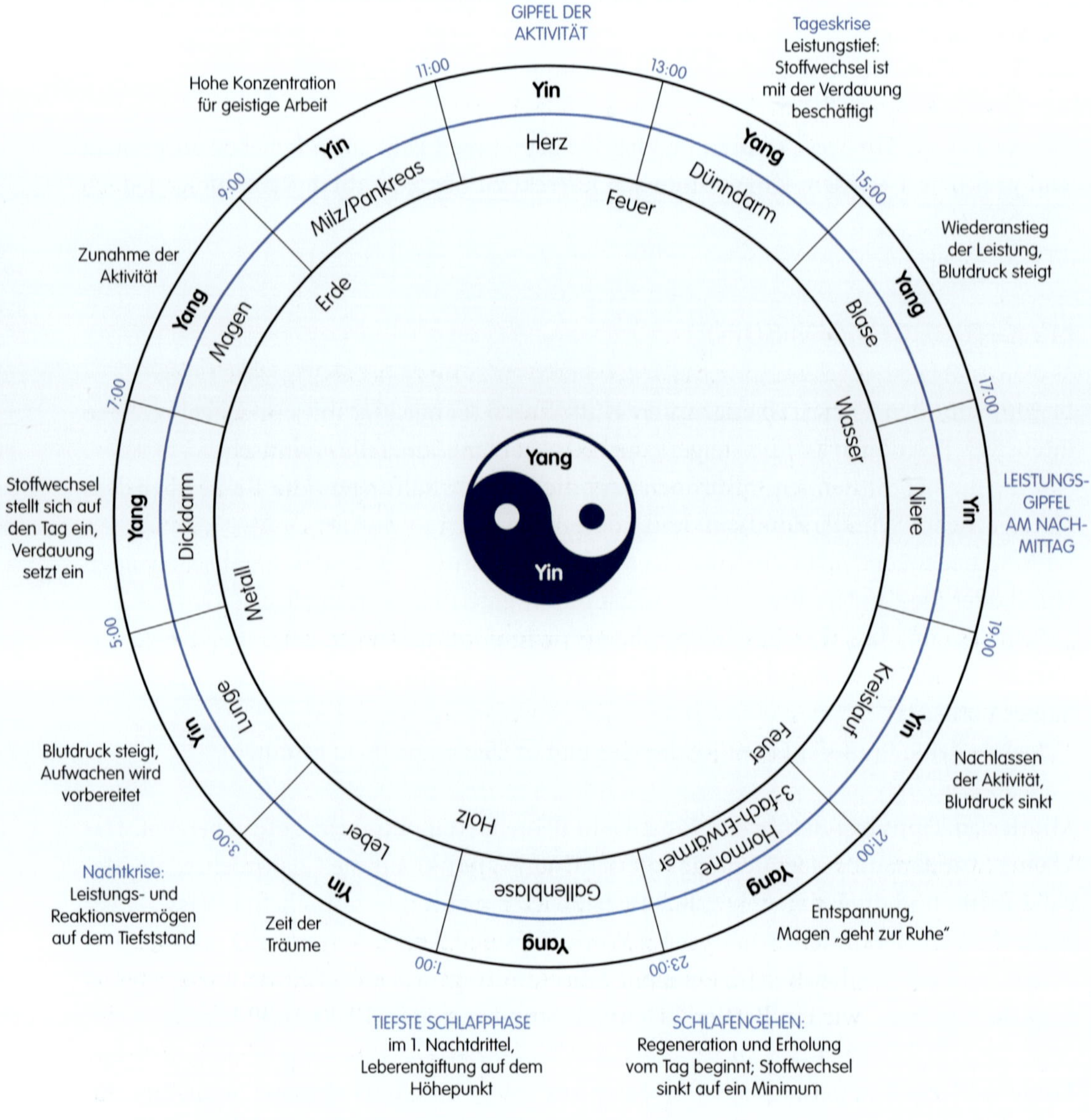

Jedes Organ hat im Tagesverlauf eine 2-stündige Hochphase (Maximalzeit) und genau 12 Stunden später eine Tiefphase (Minimalzeit).

Die folgende Tabelle zeigt die Phasen auf einen Blick. Beschwerden, die gehäuft zu bestimmten Tageszeiten auftreten bzw. zu bestimmten Tageszeiten abgeschwächt sind, können auf einen Bezug zu den jeweiligen Organen hinweisen.

Verstärken sich Beschwerden während der Maximalzeit eines Organs, spricht man von „Fülle-Beschwerden". „Leere-Beschwerden" sind hingegen jene, die während der Minimalzeit eines Organs zunehmen.

Somit kann es sinnvoll sein, Yin Yoga zu einer bestimmten Tageszeit zu praktizieren.

Einteilung

Lunge

03.00-04.00 Uhr:	Melatonin wird ausgeschüttet, wichtig für gutes Durchschlafen.
04.00-05.00 Uhr:	Blutdruckanstieg. Menschen mit Herzinsuffizienz wachen um diese Zeit auf, weil sie wegen ihres Lungenödems schlecht Luft bekommen. Asthmaanfälle sind hier am häufigsten. Ferner stellt sich leicht Frösteln ein (durch den Bezug/die Verbindung der Lunge zur Haut).

Dickdarm

05.00-06.00 Uhr:	Hoher Testosteronschub (darum sind viele Männer morgens besonders gerne aktiv).
06.00 Uhr:	Kortisol wird ausgeschüttet und weckt den Körper.
07.00 Uhr:	Defäkation (Stuhlgang)

Magen

07.00-09.00 Uhr:	Die Verdauung läuft auf Hochtouren.
08.00 Uhr:	Man ist relativ schmerzunempfindlich.
08.00 Uhr:	Die Hormonproduktion wird angekurbelt. Daher auch der Spruch: „Iss morgens wie ein Kaiser, mittags wie ein Edelmann und abends wie ein Bettler!" Denn 12 Stunden später (19.00-21.00 Uhr) befindet sich der Magen in seiner Tiefphase. Die Nahrung wird über Nacht kaum verdaut und man hat morgens keinen Appetit. Deshalb sollte man nach 19.00 Uhr nur mehr sehr leicht verdauliche Speisen zu sich nehmen, ansonsten entstehen Fäulnis und Gärstoffe. Besonders abzuraten ist von Rohkost, da sich über Nacht sog. Fuselalkohole bilden, die die Leber auf Dauer stark schädigen können.

Milz-Pankreas

09.00-10.00 Uhr:	Der Körper ist jetzt sehr widerstandsfähig, beste Zeit für operative Eingriffe, Impfungen oder Röntgen, beschleunigte Wundheilung.
10.00 Uhr:	Die Körpertemperatur erreicht ihr Maximum.
10.00-11.00 Uhr:	Die geistige Lernfähigkeit (bes. das Kurzzeitgedächtnis) ist am höchsten, gut für Prüfungen.

Herz

11.00-13.00 Uhr:	Das Herz ist am anfälligsten für einen Infarkt, in dieser Zeit körperliche Belastungen, Stress oder Operationen vermeiden.
12.00 Uhr:	Der Magen produziert verstärkt Säure (1. Basenflut).
12.00 Uhr:	Die Konzentrationsfähigkeit sinkt.

Dünndarm

13.00 Uhr:	Mittagstief, Blut wird für die Verdauung benötigt. Wer jetzt Sport treibt, beeinträchtigt seine Verdauung.
13.00-14.00 Uhr:	Gallensäureproduktion
13.00-14.00 Uhr:	Der Körper ist jetzt sehr elastisch.
14.00 Uhr:	Blutdruck und Hormonspiegel sind niedrig.
14.00-15.00 Uhr:	Die Schmerzempfindung ist reduziert.

Blase

15.00 Uhr:	Das Mittagstief ist überstanden, man fühlt sich energiegeladen.
15.00-16.00 Uhr:	Das Langzeitgedächtnis hat seine Hochphase.
16.00 Uhr:	Blutdruck und Kreislauf erreichen ihr zweites Maximum, die Urinausscheidung ist besonders hoch.

Niere

17.00 Uhr:	Steigerung von Vitalität und Stoffwechsel
17.00-18.00 Uhr:	Die Nieren filtern verstärkt.
17.00-18.00 Uhr:	Der Magen produziert viel Säure (2. Basenflut). Kräutertees wirken jetzt besonders gut.

Perikard

19.00 Uhr:	Blutdruck und Puls werden heruntergefahren.
20.00-21.00 Uhr:	Antibiotika und Allergiemittel werden besonders gut aufgenommen. Phase der Erholung und Entspannung der Hauptorgane. Bei Störungen treten Depressionen auf.

Dreifach-Erwärmer

21.00 Uhr:	Verdauungsorgane gehen in die Erholungsphase über.
22.00-23.00 Uhr:	Das Immunsystem ist sehr aktiv, Regeneration der Hormondrüsen, gute Zeit zum Meditieren (Drüsenzentren und Chakras sind besonders aktiv).

Gallenblase

23.00 Uhr:	Die Kortisol-Ausschüttung wird heruntergefahren, der Körper beginnt sich zu entspannen.
23.00-24.00 Uhr:	Vitalfunktionen wie Blutdruck, Herzfrequenz und Temperatur werden gesenkt, der Stoffwechsel ist träge.
24.00-01.00 Uhr:	Die Haut regeneriert sich (hohe Teilungsrate der Zellen), gesteigerte Schreckhaftigkeit, Zeit der Gallenkoliken.

Leber

01.00-02.00 Uhr:	Die Leistungsfähigkeit ist auf dem Tiefpunkt.
02.00-03.00 Uhr:	Kälte wird intensiver empfunden.
02.00-03.00 Uhr:	Die Haut ist schmerzunempfindlicher. Wichtige Entgiftungsphase der Leber, Patienten mit Leberproblemen und/oder Migräne (oft durch schwache Leber verursacht) wachen in dieser Zeit häufig auf.

Asanas

Übersicht:

Twists:

- Liegende Katze
- Liegende Drehung

Hüftöffner:

- Schmetterling
- Halber Schmetterling
- Drache, Sprinterposition
- Frosch
- Hocke
- Glückliches Baby
- Schwan, schlafender Schwan, Taube
- Reh
- Libelle
- Quadrat

Herzöffner:

- Öffnende Herzstellung
- Kamel
- Sphinx und Robbe
- Fisch
- Rückbeuge im Stehen

Vorbeugen:

- Raupe
- Stellung des Kindes
- Stehende Vorbeuge

Sonstige:

- Fersensitz (Dehnung Fußspann)
- Liegender Halbmond (Seitstretch)
- Sattel (Hüftdehnung)
- Schnürsenkel (Hüftdehnung)
- Zehensitz (Dehnung Fußsohle)
- Beinstreckung (Dehnung Beinrückseite)
- Umkehrhaltung
- Ausgleichspositionen (herabschauender Hund, Rückenlage, Bauchlage)

Durch verschiedene Variationen können die Asanas auch anderen Kategorien entsprechen.

Rotationen sind nicht nur gut für die Wirbelsäule, sondern massieren auch die Organe und den Becken-Hüft-Bereich. Sie gelten als Detox-Asanas, als Positionen, die entgiften. Durch Rotation der Wirbelsäule wird die Flüssigkeitszufuhr bzw. der Stoffwechsel der Bandscheiben und des Rückenmarks angeregt, Nerven und die Muskulatur um die Wirbelsäule werden gestärkt und gedehnt. Eine Dehnung des Brustkorbs regt die Atmung an, wodurch das Atemvolumen vertieft wird. Sie sind die beste Vorbereitung für die Rückbeugen, da sie viel Energie und Wärme im Rücken entstehen lassen.

Drehungen neutralisieren die Wirbelsäule nach intensiven Vor- oder Rückbeugen, sie wirken zentrierend und beruhigend.

Emotionale Wirkung: Sie stehen für Aufgeschlossenheit, Neugierde und neue Perspektiven.

Hüftöffner können dabei helfen, emotionale Verfestigungen, wie unverarbeiteten Ärger, Trauer, Wut oder Stress, zu lösen. Sie steigern die Beweglichkeit der Hüfte und dehnen die Muskeln in der Leistengegend.

Emotionale Wirkung: Angestaute unangenehme Gefühle werden freigesetzt, können sich verwandeln und lösen. Hüftöffner stehen für Heilung und Reinigung.

Herzöffner, wie z. B. die Kobra (Bujanghasana), wirken Fehlhaltungen aus dem Alltag entgegen. Sie mobilisieren die Wirbelsäule, unterstützen den Rücken und dehnen die Muskulatur im oberen Brustbereich. Ausrichtung und Öffnung des Brust- und Herzraums erleichtern das tiefe Atmen. Ein starkes, stabiles und dennoch bewegliches Rückgrat verändert das Auftreten und fördert Willenskraft und emotionale Offenheit.

Emotionale Wirkung: Leichtigkeit, Freude, Kreativität.

Vorbeugen dehnen und längen die Rückseite des Körpers und somit die Wirbelsäule. Sie helfen, die Aufmerksamkeit nach innen zu richten, und sind in ihrer Energie darauf ausgerichtet, in die innere Erfahrungswelt einzutauchen. Sie entlasten und nehmen den Druck aus den Unterleibsorganen. Die Wirbelsäule und die Gelenke werden gestreckt und gedehnt. Vorbeugen wirken außerdem regulierend auf den Blutstrom.

Emotionale Wirkung: Sie stehen für Demut, Dankbarkeit, Annahme und Akzeptanz. In Krisensituationen sind Vorbeugen Gold wert, um wieder eine klare Sicht zu bekommen.

Umkehrhaltungen haben eine austrocknende Wirkung und beseitigen so die Ursache von Krankheiten (Schleim). Sie fördern die Durchblutung von Gehirn, Herz und Lunge. Außerdem haben sie eine beruhigende Wirkung auf das Nervensystem.

Emotionale Wirkung: Beruhigung, Zentrierung, Klarheit.

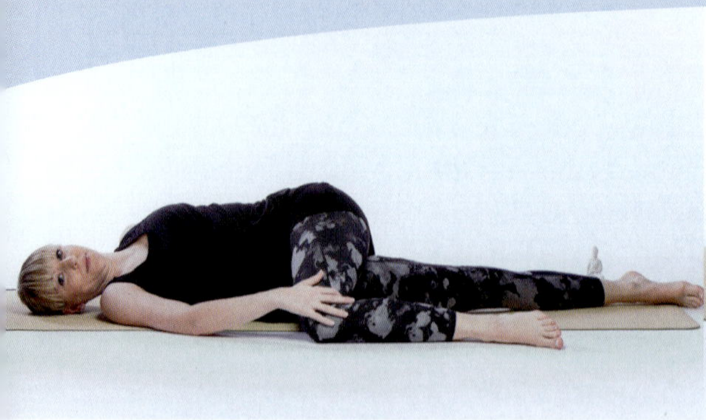

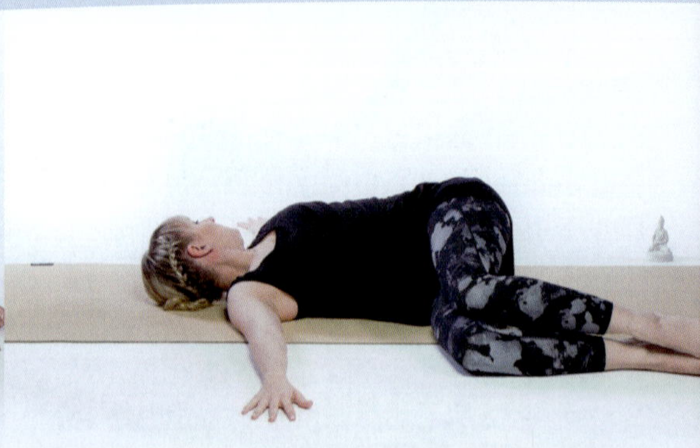

Liegende Katze
(Cat Pulling Its Tail, Variante von Jatharaparivartanasana)

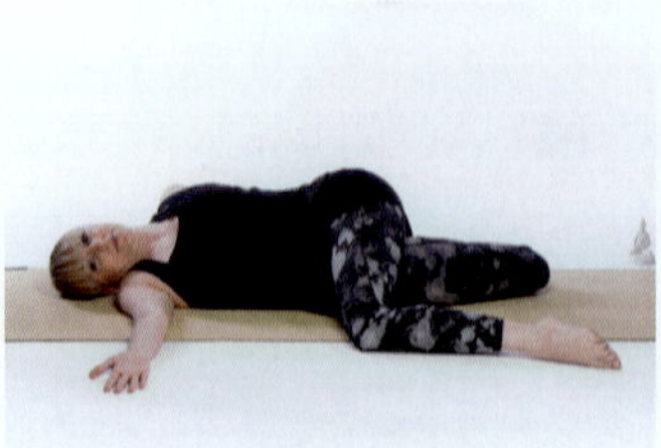

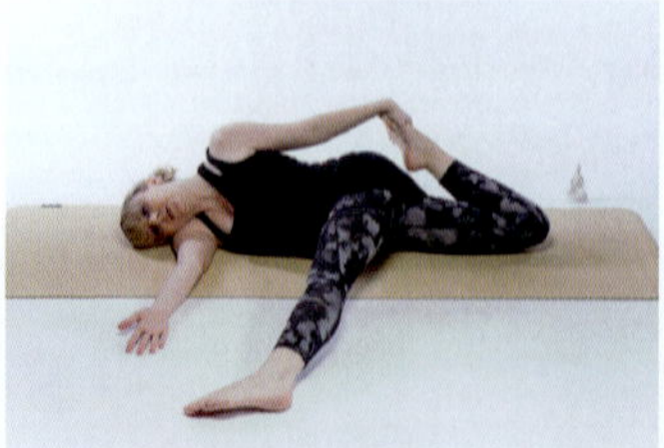

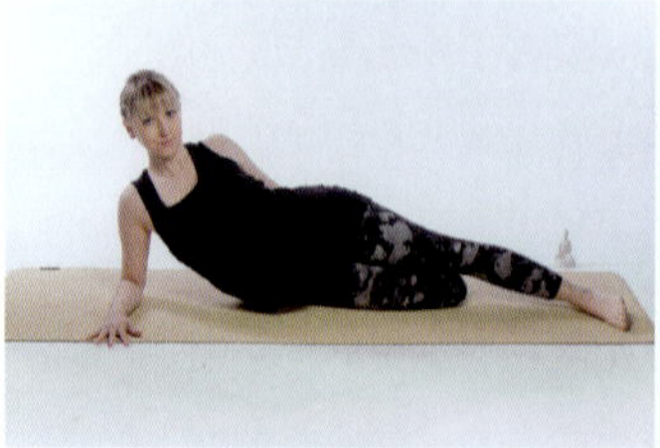

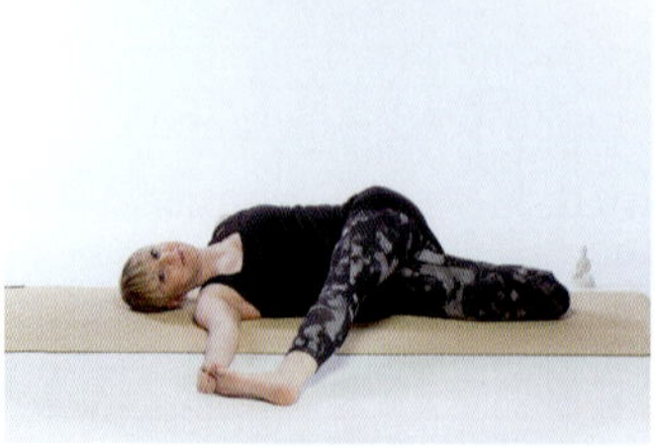

Hierbei legst du dich auf den Rücken und streckst das linke Bein Richtung Himmel. Dann lässt du es langsam auf die rechte Seite sinken. Der Oberkörper dreht mit und nun winkelst du das rechte Bein an und hältst es am Fußgelenk. Um die Position zu lösen, lässt du das Bein los und drehst dich langsam zurück. Jetzt kannst du die Übung zur anderen Seite ausüben.

Diese Asana kann 3-5 Minuten oder länger gehalten werden.

Alternativen

- Die Position kann auf dem Unterarm oder flach liegend ausgeführt werden.
- Kopf drehen.
- Sprunggelenk, Knie oder Zeh greifen.
- Arm nach oben strecken und den Blick folgen lassen.
- Oberes Bein anwinkeln oder strecken.
- Mit beiden Händen die Füße greifen.
- Blickpunkt variieren oder die Augen schließen; eventuell ein Kissen unter den Kopf nehmen.

Ausgleichsposition:

- In der Rückenlage Knie zur Brust ziehen.
- Kindsstellung

Meridian- und Phasenzuordnung/Chakras

- Magen und Milz, Blase und Niere, Gallenblase
- Erde, Wasser, Holz
- Spricht Chakra 1, 2 und 3 an.

Wirkung

- Wirkt positiv auf den Lendenbereich und das Steißbein.
- Dehnt die Muskulatur im Oberschenkel, bei gestrecktem Bein die Oberschenkelrückseite.
- Fördert die Flexibilität der Wirbelsäule.
- Wirkt beruhigend.
- Dehnt den Brustmuskel.

Kontraindikationen

- Akute Beschwerden oder Schmerzen im unteren Rücken

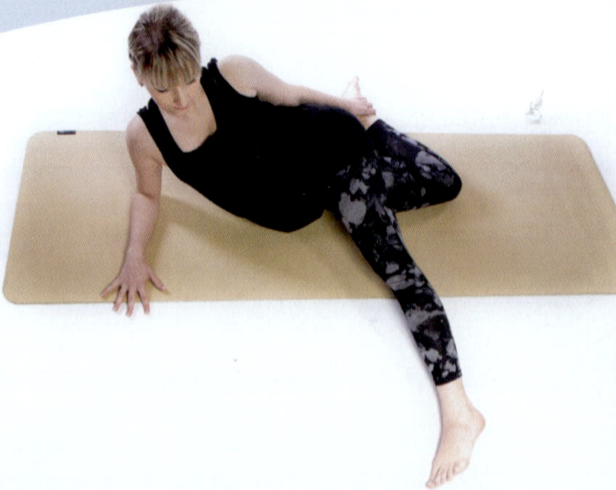

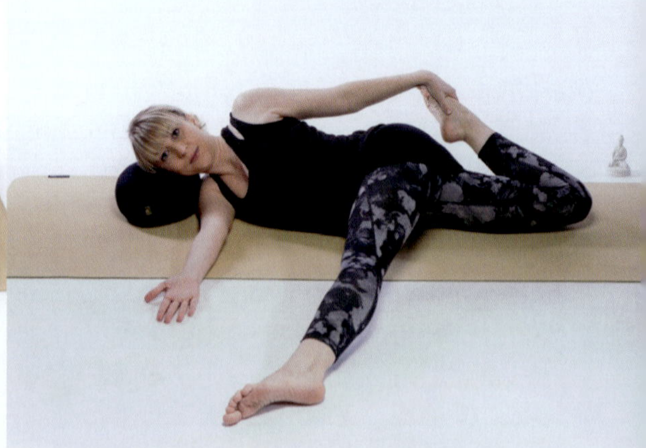

Liegende Drehung/ liegender Twist/Korkenzieher
(Reclining Twist/Twisted Roots, Jathara Parivartansana)

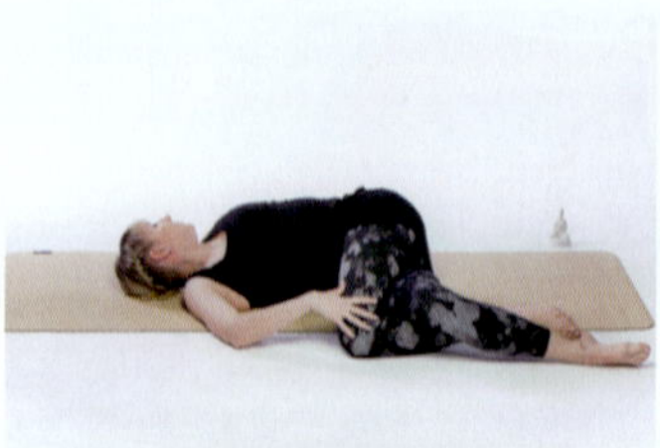

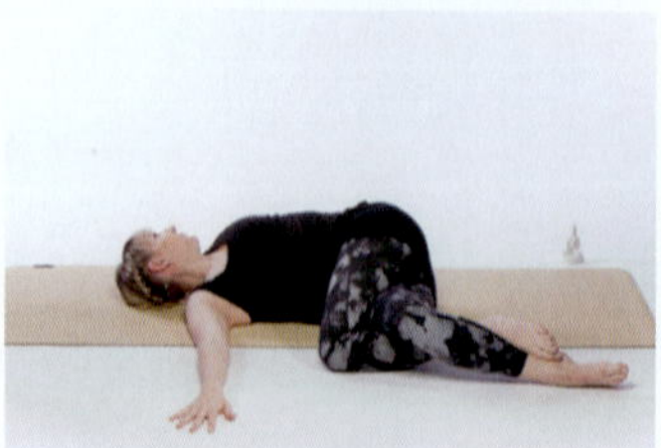

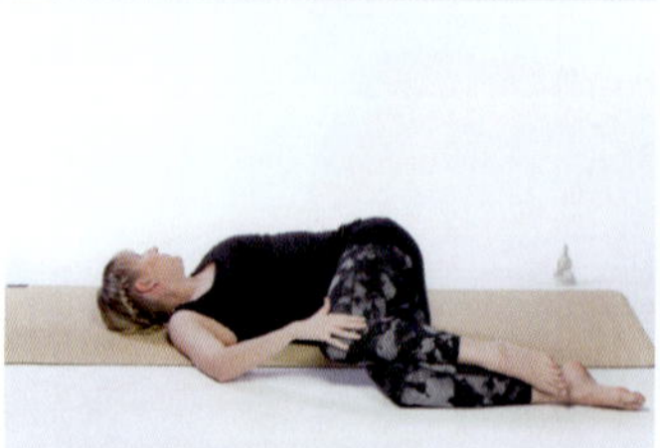

Komme in die Rückenlage und ziehe die Knie zur Brust. Nun lässt du die Knie seitlich bis zum Boden sinken. Arme werden auf Schulterhöhe ausgestreckt. Der Blick geht in die Gegenrichtung der Knie. Um die Position zu lösen, bring die Knie wieder nach oben und den Blick in eine neutrale Position.

Diese Asana kann 3-5 Minuten oder auch länger gehalten werden.

Alternativen

- Ein Knie oder beide twisten.
- Die Beine zuerst übereinanderschlagen und dann zur Seite ablegen.
- Die Knie gestreckt halten.
- Arme auf Schulterhöhe oder ein Arm über Kopf strecken.
- Blick zur Hand, nach oben oder Augen schließen.
- Oberes Bein gestreckt halten.
- Twist erfolgt mit einem 90-Grad-Winkel in der Hüfte, größer oder kleiner.

Ausgleichsposition

- In Rückenlage die Knie heranziehen und auf der Wirbelsäule hin und her rollen.
- Rückenlage

Meridian- und Phasenzuordnung/Chakras

- Aufgrund der Armposition: Herz und Dünndarm, Lunge und Dickdarm. Speziell Blase und Gallenblase
- Feuer, Metall, Wasser, Holz
- Spricht hauptsächlich Chakra 3 an.

Wirkung

- Löst Spannungen im Rückenbereich.
- Öffnet den Brust- und Schulterbereich.
- Stimuliert und massiert die Organe im Bauchraum.
- Energetisiert Leber, Milz und Pankreas.
- Baut Stress ab.

Kontraindikationen

- Akute Beschwerden oder Schmerzen im Rücken
- Schwangerschaft
- Schmerzen im Ischiasbereich

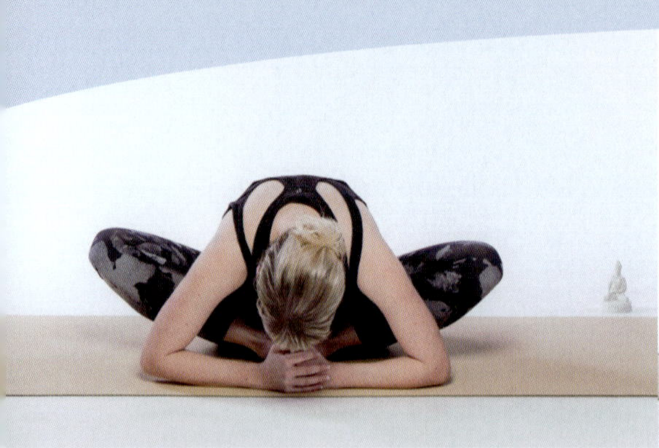

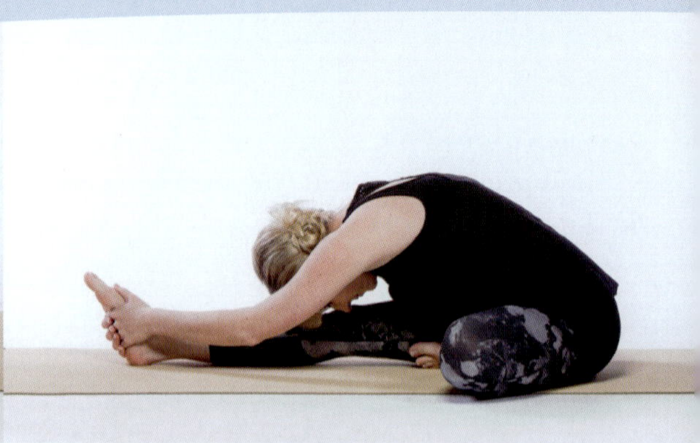

Schmetterling
(Butterfly, Baddha Konasana)

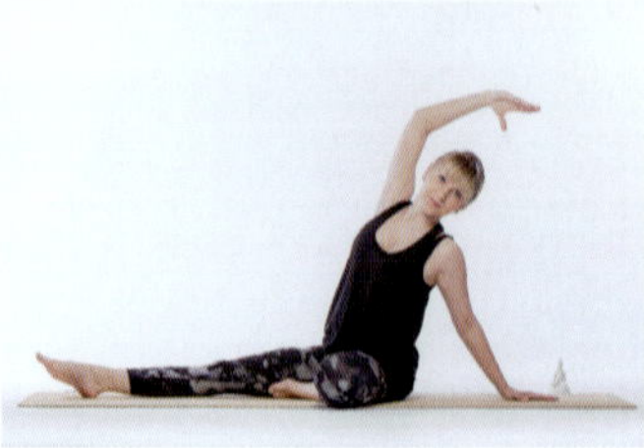

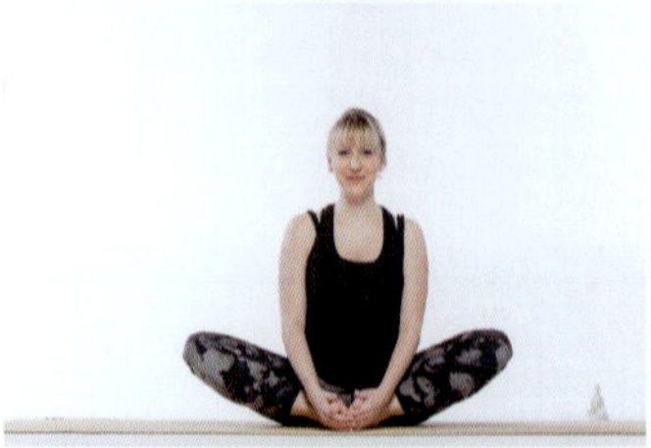

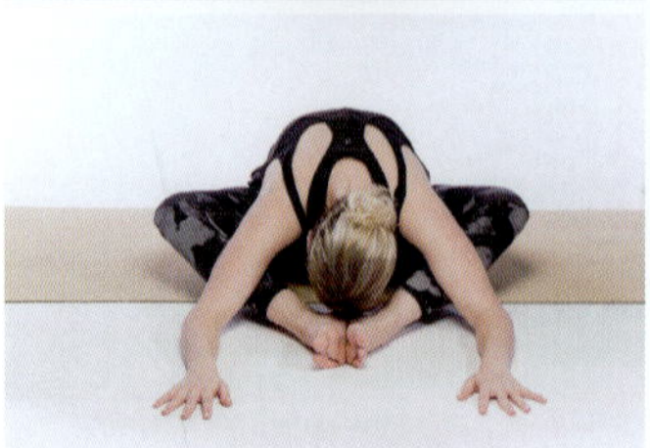

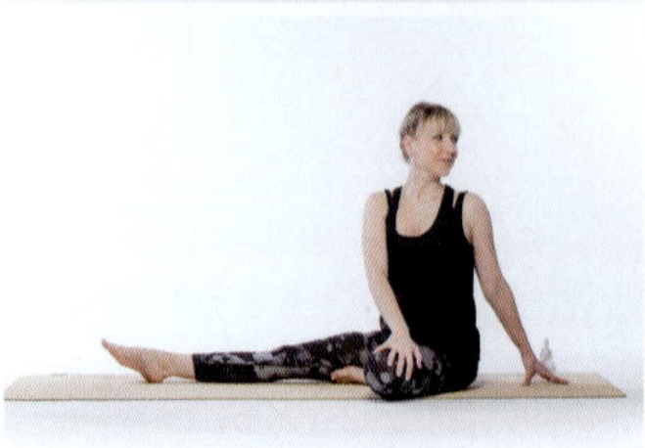

Setze dich mit angewinkelten Beinen auf den Boden und führe die Fußsohlen zueinander. Komm nun in einen runden Rücken und beuge dich langsam nach vorn. Die Hände bringst du an deine Füße oder ein Stück weiter nach vorne. Gerne kannst du mit den Händen auch deinen Kopf stützen, mach dazu eine Faust und lege deinen Kopf darauf ab.

Diese Asana 3-5 Minuten oder länger halten.

Alternativen: Halber Schmetterling
Strecke im Sitzen das rechte Bein nach vorne, das linke Bein winkelst du an, der vordere Fuß ist geflext. Lass dich jetzt nach vorne sinken und lege die Hände an den Oberschenkel, die Wade oder direkt an den Fuß. Lass die Hände dort sinken, wo es für dich möglich ist. Zum Lösen rolle dich einfach Wirbel für Wirbel auf. Jetzt mit dem linken Bein.

- Twist nach rechts und links
- Sanfte Rückbeuge mit gestreckten Armen
- Gedrehte Vorbeuge (seitliches Aufdehnen über das Bein)

Ausgleichsposition
- Aufrecht sitzen und sanft zurückbeugen oder gedrehter Sitz.
- Auf dem Bauch zu liegen ist auch eine leichte Rückbeuge.

Meridian- und Phasenzuordnung/Chakras

- Leber und Gallenblase, Niere und Blase
- Bei gestreckten Armen: Herz und Dünndarm, Lunge und Dickdarm
- Holz, Wasser, Feuer, Metall
- Spricht das Chakra 1 und 2 an.

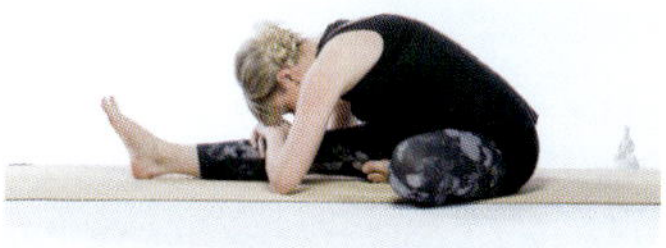

Wirkung

- Öffnet die Hüfte und dehnt die Lendenwirbelsäule.
- Regt das Verdauungssystem und sämtliche Unterleibsorgane an.
- Fördert Demut und Akzeptanz.
- Die Twists energetisieren die gesamte Wirbelsäule.
- Dehnung der Beinrückseite beim gestreckten Bein.
- Entspannt Schultergürtel und Nacken.

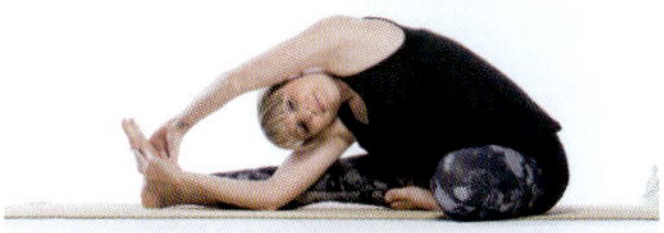

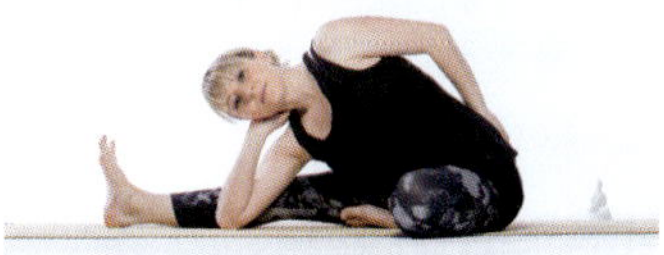

Kontraindikationen

- Den unteren Rücken bei Bandscheibenproblemen gerade halten.
- Bei Kopfschmerzen, Migräne und Nackenbeschwerden den Kopf nicht nach vorne hängen lassen.
- Die Knie unterpolstern, wenn die Dehnung in der Hüfte oder Beininnenseite zu stark ist.

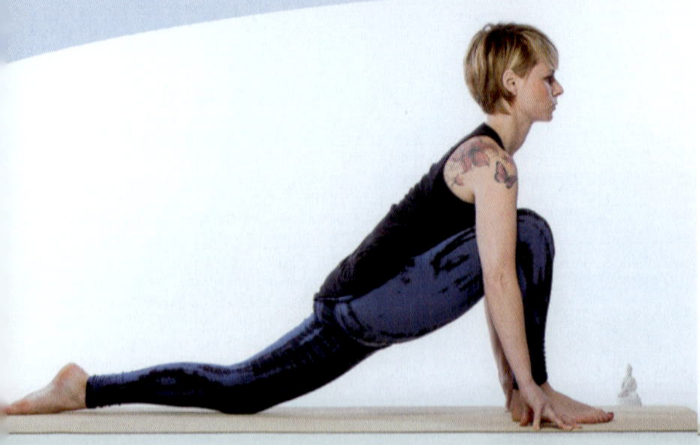
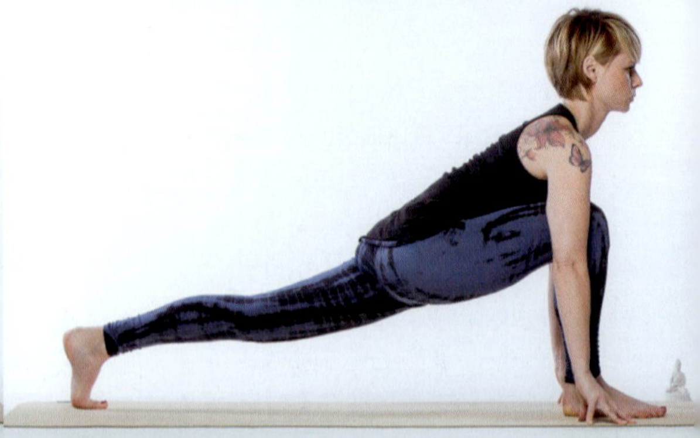

Drache oder Sprinterposition
(Dragon/Low Lunge, Anjaneyasana)

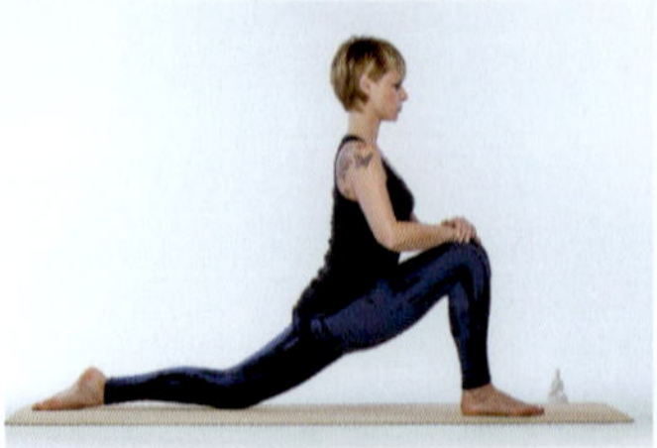
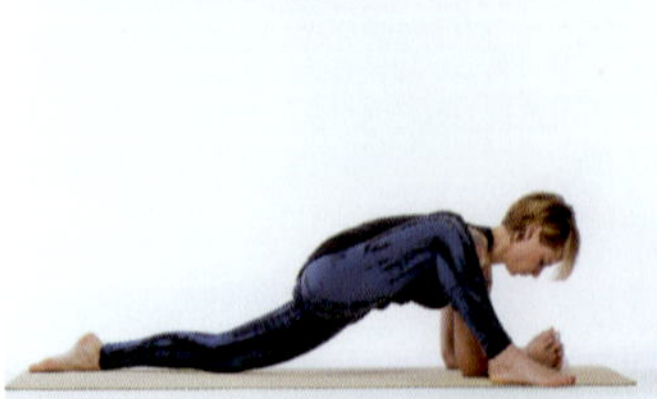
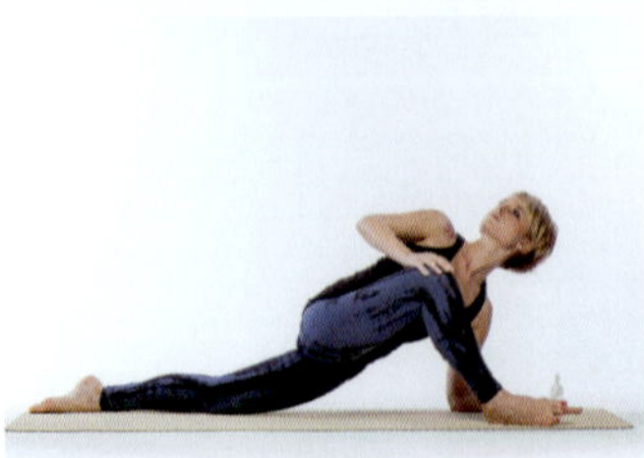

Aus dem Vierfüßlerstand bringst du das rechte Bein zwischen deine Hände. Jetzt setze das linke Bein auf dem Boden ab. Den Fuß legst du erst dann flach auf, wenn du das linke Bein so weit nach hinten gebracht hast, bis eine sanfte Dehnung in der Leiste spürbar ist. Um die Dehnung zu steigern, kannst du die Arme auch auf den Boden legen. Wenn du wieder auflösen möchtest, komme zurück in deine Ausgangsposition oder in den herabschauenden Hund. Mache die Übung auch mit dem linken Bein nach vorne.

Diese Asana 3-5 Minuten halten oder nach 1 Minute in verschiedene Varianten wechseln.

Alternativen

- Knie ablegen oder gestreckt halten.
- Arme strecken, Unterarme ablegen oder Hände auf dem Oberschenkel abstützen.
- Eine Hand auf den Oberschenkel stützen, twisten (gedrehter Drache).
- Beide Beine strecken (Hanumanasana – Spagat).
- Oberkörper auf das vordere gestreckte Bein ablegen.
- Vorderen Fuß nur auf der Fußaußenkante belasten.

Ausgleichsposition

- Im herabschauenden Hund die Fersen im Wechsel zum Boden ziehen.
- Kindsstellung

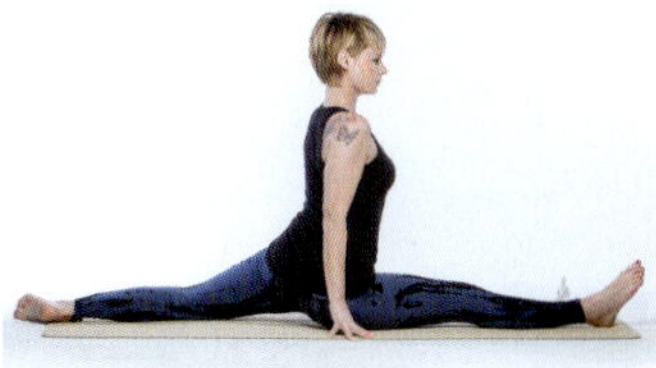

Meridian- und Phasenzuordnung/Chakras

- Magen und Milz, Leber und Gallenblase, Niere und Blase
- Erde, Holz und Wasser
- Spricht das Chakra 2 an.

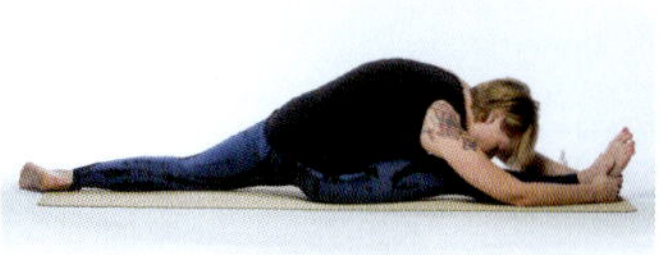

Wirkung

- Öffnet die Hüfte und dehnt die Leisten.
- Dehnt den Oberschenkel und stärkt die Fußgelenke.
- Stärkt die Rückenmuskulatur.
- Dehnt den Iliopsoas.
- Stärkt die Muskulatur um das Kniegelenk.
- Dehnt die Beinrückseite beim gestreckten Bein.
- Baut angestaute Energie ab und verschafft Erleichterung.

Kontraindikationen

- Je nach Variante können die Kontraindikationen unterschiedlich sein – immer in den eigenen Körper hineinhören.
- Bei Schmerzen in den Knien unterpolstern.
- Keine Twists bei akuten LWS-Beschwerden.
- Den Kopf bei akuten Herz-Kreislauf-Erkrankungen (Bluthochdruck) über der Herzlinie halten.

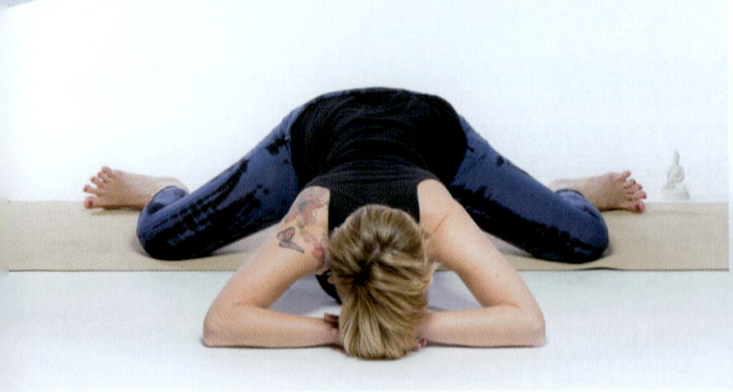

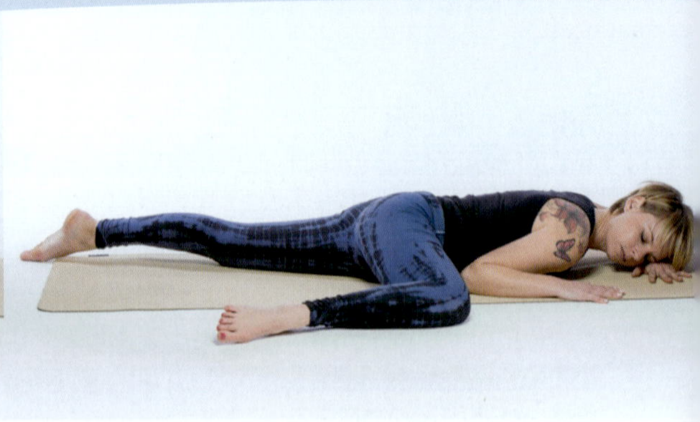

Frosch

(Frog, Mandukasana/Bhekasana)

Aus dem Fersensitz öffnest du die Knie so weit wie möglich zur Seite. Bring die Beine weiter auseinander, bis die Knie auf einer Linie liegen, und richte die Füße auf Höhe der Knie ein. Komme nun mit dem Oberkörper nach vorne, bis du den Boden erreichst. Die Arme bringst du vor deinen Kopf und legst diesen darauf ab. Über den Vierfußstand wieder auflösen.

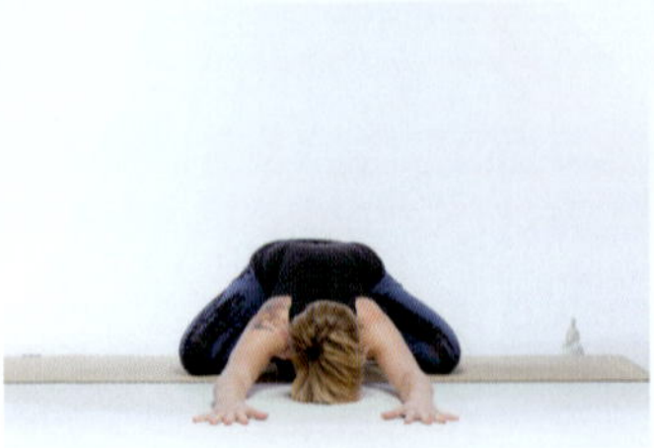

Diese Asana 3-5 Minuten halten.

Alternativen: Halber Frosch

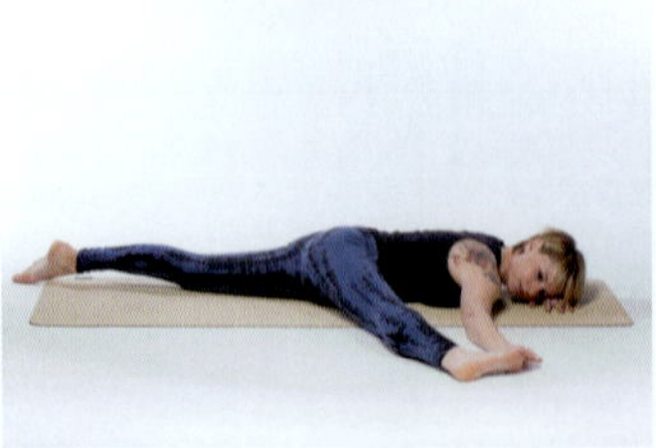

Aus der Bauchlage winkelst du ein Bein an und legt es nah an der Hüfte ab. Alternativ kannst du das angewinkelte Bein auch strecken.

- Auf die Unterarme stützen oder die Arme lang nach vorne strecken.
- Den Kopf nach rechts oder links drehen.

Ausgleichsposition

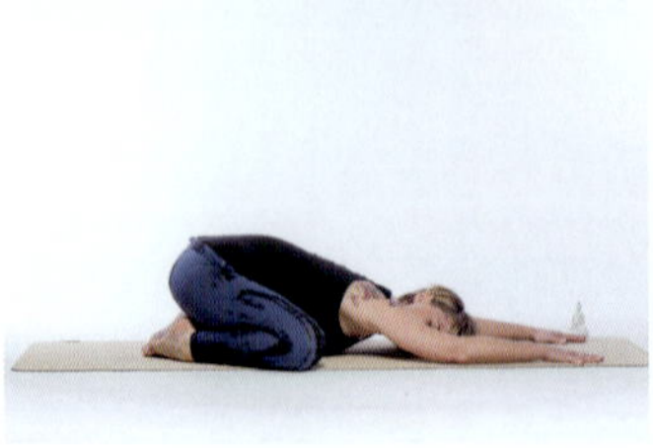

- Kindsposition
- In Rückenlage die Knie heranziehen, die Knie von Seite zu Seite rotieren lassen.

Meridian- und Phasenzuordnung/Chakras

- Niere, Leber und Milz
- Bei gestreckten Armen: Herz und Dünndarm, Lunge und Dickdarm
- Wasser, Holz, Erde, Feuer, Metall
- Spricht das Chakra 2 an.

Wirkung

- Fördert die Verdauung.
- Regt die Tätigkeit der Unterleibsorgane an.
- Öffnet die Hüfte und dehnt die Leisten.
- Hilft bei Beschwerden im unteren Rücken.
- Fördert das Loslassen und schafft so Platz für Neues.

Kontraindikationen

- Bei Schulter- und Nackenverspannungen eine Variante wählen, bei der die Arme nicht stützen müssen.
- Knie bei Beschwerden unterpolstern.

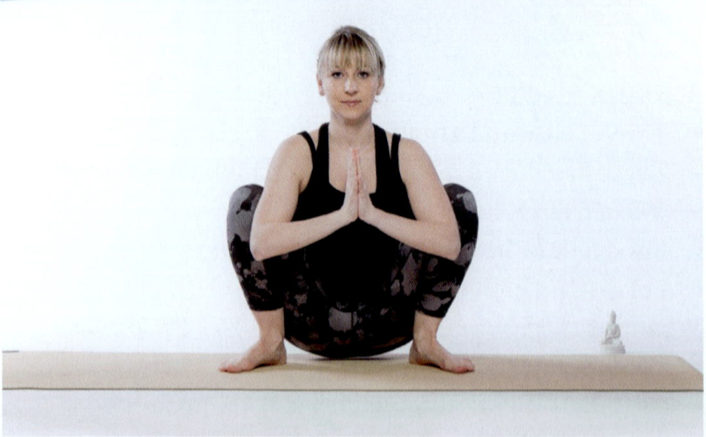

Hocke
(Squat, Malasana)

Komme in die Hocke und öffne deine Beine so weit, dass dein Körper dazwischenpasst. Der Fuß ist komplett aufgesetzt. Bringe die Hände nun in Anjali Mudra vor dein Herz. Jetzt kannst du mit den Ellenbogen Druck auf die Oberschenkel ausüben, um die Dehnung zu intensivieren. Zum Lösen der Position strecke die Beine und rolle dich Wirbel für Wirbel auf.

Halte diese Asana 2-3 Minuten. Du kannst sie während der Praxis mehrfach wiederholen.

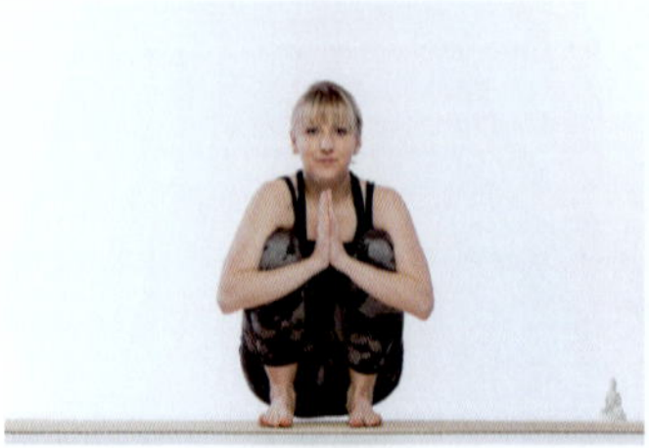

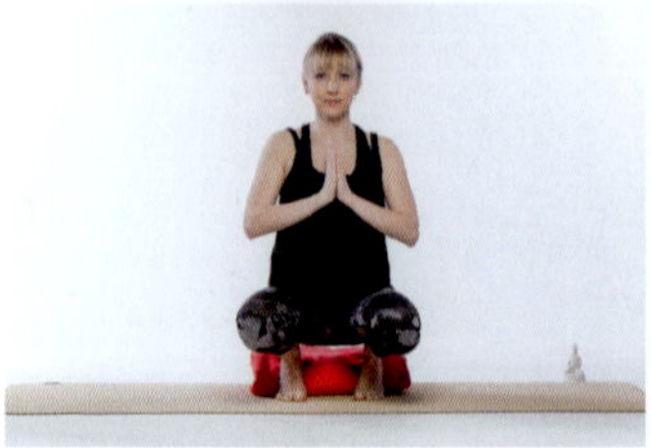

Alternativen

- Hebe die Fersen vom Boden ab und unterstütze sie mit einer Decke.
- Stelle die Beine etwas weiter oder enger.
- Halte die Armposition, ohne Druck auszuüben.
- Den Rücken lang und gerade halten oder sanft einsinken im Brustbein.
- Stelle deine Füße parallel oder leicht nach außen gedreht ab.
- Die Hände hinter dem Rücken zusammenbringen.
- Das Kinn senken und die Hände an den Hinterkopf legen.

Ausgleichsposition

- Herabschauender Hund
- Vorbeuge

Meridian- und Phasenzuordnung/Chakras

- Leber, Niere und Blase
- Bei aktivierten Armen: Magen und Milz, Gallenblase
- Holz, Wasser, Erde, Holz
- Spricht das Chakra 1 und 2 an.

Wirkung

- Stärkt die Fußgelenke.
- Öffnet die Hüfte.
- Wirkt positiv auf die Lendenwirbelsäule.
- Dehnt die Oberschenkelinnenseite.
- Hilft bei Menstruationsbeschwerden.

Kontraindikationen

- Bei schmerzenden Knien aus der Asana herausgehen.
- Die Füße gut ausrichten, vor allem bei Fußfehlstellungen.
- Bei Verspannungen im Schulterbereich die Wirbelsäule aufrichten.
- Kommen die Fersen nicht zum Boden, unterpolstere sie oder vergrößere die Beinöffnung.

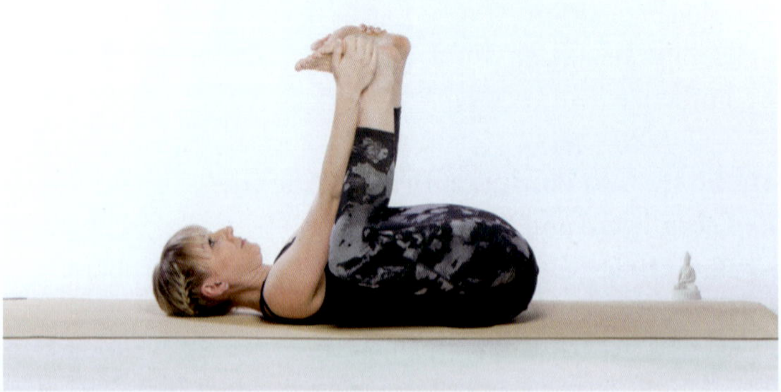

Glückliches Baby
(Happy Baby, Ananda Balasana)

Du liegst auf dem Rücken und bringst die Beine so weit zu deinem Körper, bis die Fußsohlen Richtung Himmel zeigen. Umschließe nun mit den Händen die Fußsohlen von außen nach innen und ziehe deine Knie heran. Die Knie streben in Richtung des obersten Rippenbogens. Um deine Wirbelsäule zu massieren, führst du in dieser Position Schaukelbewegungen aus. Zum Lösen der Asana bringst du ein Bein nach dem anderen ausgestreckt zum Boden.

Halte diese Asana für 2 Minuten und bis zu 5 Minuten, wenn die Arme entspannt sind.

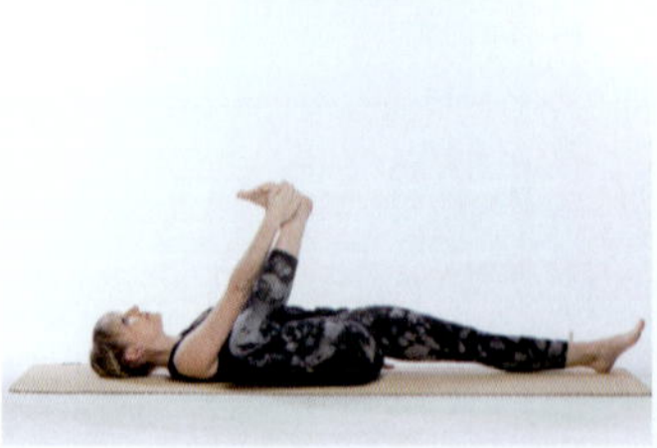

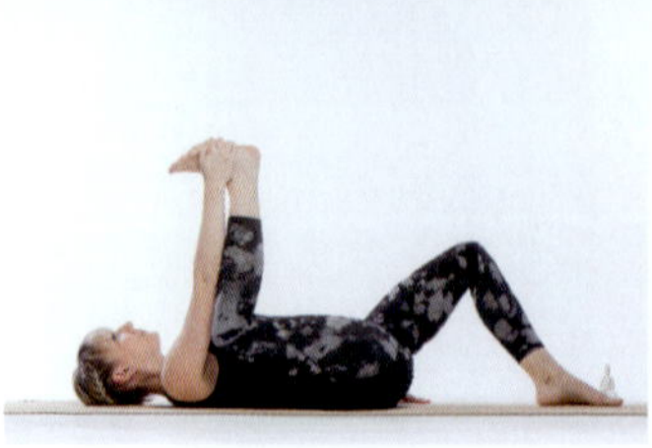

Alternativen

- Halte ein Bein aufgestellt.
- Mit beiden Händen einen Fuß greifen, das andere Bein bleibt gestreckt.
- Ziehe das angewinkelte Bein zum Oberkörper, ggf. noch den Kopf heben.
- Den Fuß von innen nach außen greifen.
- Nur den großen Zeh greifen.

Ausgleichsposition

- Bauchlage
- Herabschauender Hund

Meridian- und Phasenzuordnung/Chakras

- Leber, Blase und Niere
- Holz, Wasser
- Spricht Chakra 2 an.

Wirkung

- Massiert den ganzen Rückenbereich.
- Öffnet die Hüfte.
- Massiert die inneren Organe.
- Dehnt die Lendenwirbelsäule.
- Entspannt das Iliosakralgelenk.
- Aktiviert den Bizeps.
- Fördert Geduld und Gelassenheit.
- Bringt Freude.

Kontraindikationen

- Akute Hüftbeschwerden
- Vorsicht ist auch während der Menstruation geboten.
- Bei Beschwerden im Iliosakralgelenk Asana nur ganz sanft praktizieren.

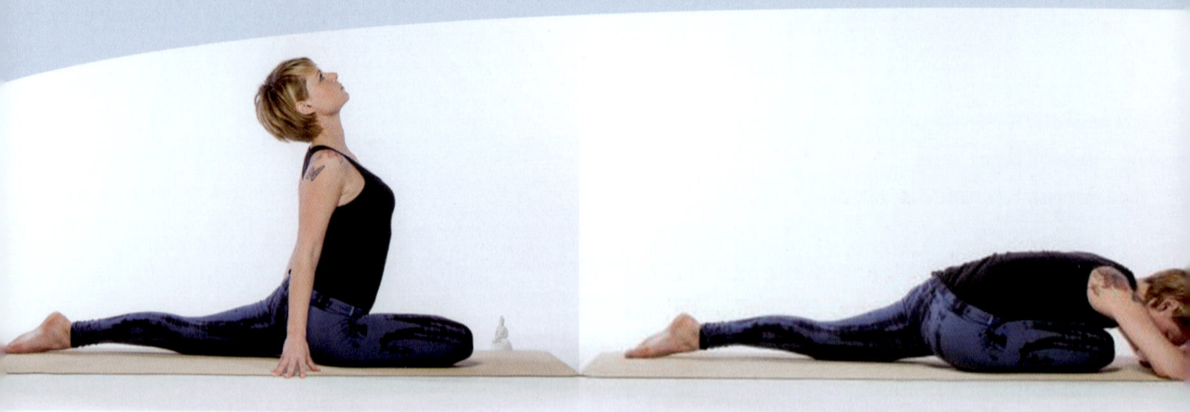

Schwan
(Swan, Rajakapotasana)

Aus dem herabschauenden Hund oder Vierfußstand das Knie nach vorne zwischen die Hände bringen. Wenn sich dein Knie gut anfühlt und die Hüfte es zulässt, lege die Wade parallel zum vorderen Mattenrand. Bei Beschwerden im Knie winkle es stärker an, ggf. kannst du auch dein hinteres Bein beugen und seitlich ablegen (siehe: Reh). Ansonsten ist dein hinteres Bein gestreckt, die Hüftknochen zeigen parallel nach vorne. Die Arme befinden sich rechts und links neben dem Oberkörper.

Den schlafenden Schwan kannst du 3-5 Minuten oder länger halten.

Alternativen: Schlafender Schwan (Sleeping Swan, Eka Pada Raja Kapotanasana)
Lege den Oberkörper entspannt nach vorne ab. Versuche dabei, die Hüften parallel zu halten.

- Blickpunkt zur Decke oder über die Nase
- Hände und Arme locker oder fest verankert.
- Beim schlafenden Schwan Arme lang strecken oder unter die Stirn legen.

Ausgleichsposition

- Kindsstellung
- Herabschauender Hund

Meridian- und Phasenzuordnung/Chakras

- Leber und Gallenblase, Milz und Magen, Niere und Blase
- Holz, Erde, Wasser
- Spricht Chakra 2 an.

Wirkung

- Öffnet die Hüfte (im vorderen Bein).
- Entspannt den unteren Rücken.
- Rotiert die Hüfte nach außen.
- Dehnt die Beinrückseite im gestreckten Bein.
- Stimuliert die Organe im unteren Becken.
- Dehnt Oberschenkel, Bauch und Brust.
- Bringt neue Flexibilität.
- Baut Angst, Wut und Trauer ab.

Kontraindikationen

- Um das vordere Knie zu schützen, kann der vordere Fuß geflext werden.
- Die Hände können näher zur Hüfte gebracht werden, um die Dehnung in der Hüfte und somit den Druck zu mindern.
- Bei Knieverletzungen diese Asana meiden.
- Blockierte Hüften
- Akute und chronische Rückenleiden

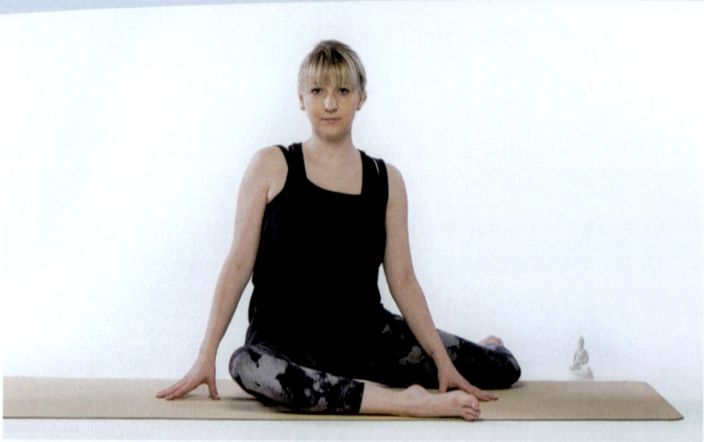

Reh
(Deer Pose)

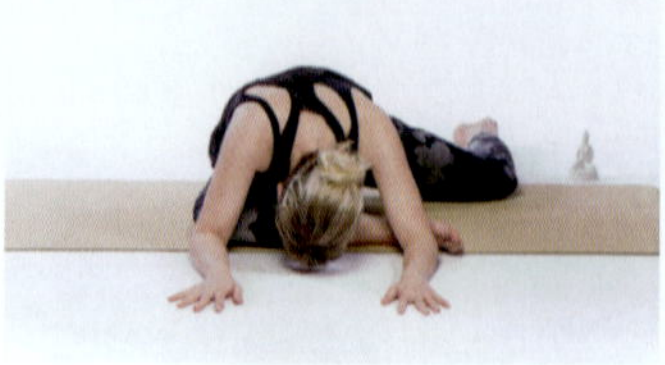

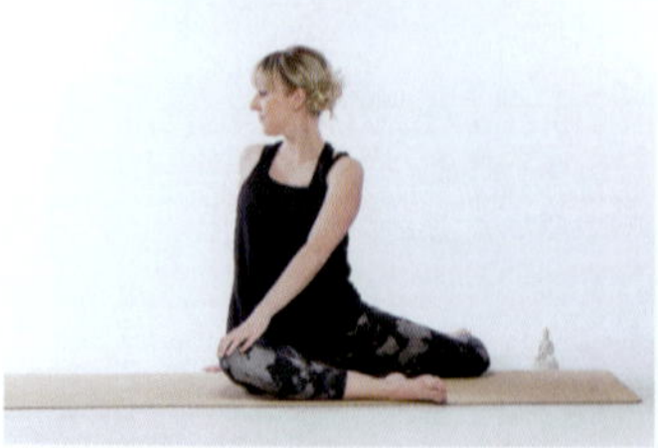

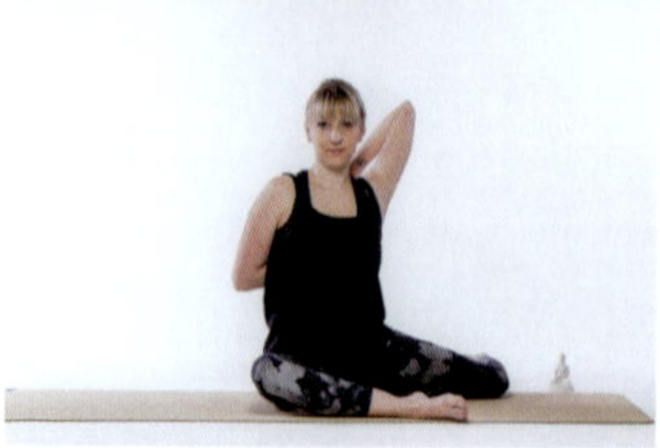

Komme zum Sitzen. Winkle dein vorderes Bein so an, dass die Beinaußenseite den Boden berührt. Klappe dein anderes Bein nach hinten, bis die Beininnenseite ebenfalls den Boden berührt. Der Fuß darf nach außen rotieren. Die Hände liegen locker auf den Knien oder am Boden. Bring die Beine so nah zum Körper, dass du aufrecht sitzen kannst. Über die gestreckten Beine kannst du die Seite wechseln.

Halte diese Asana so lange, wie sie dir angenehm ist. Nutzt du sie als Ausgleichsposition, dann bis zu 1 Minute.

Alternativen

- Bringe die Arme zur Seite und twiste den Oberkörper. Hier kannst du noch weitergehen und auf die Unterarme kommen oder den Oberkörper auf ein Kissen ablegen.
- Du kannst den Oberkörper öffnen und in eine sanfte Rückbeuge kommen.
- Der hintere Fuß kann gerade sein oder nach innen/außen rotiert werden.
- Oberkörper nach hinten ablegen.

Ausgleichsposition

- Wechsel zur anderen Seite (da hier bereits eine Innen- und Außenrotation der Hüfte erfolgt)
- Herabschauender Hund

Meridian- und Phasenzuordnung/Chakras

- Gallenblasenmeridian und Leber, Niere, Magen und Milz
- Holz, Wasser, Erde
- Spricht Chakra 2 an.

Wirkung

- Schafft Balance (durch Innen- und Außenrotation).
- Hilft bei Verdauungsstörungen, Bluthochdruck, Asthma, Symptomen der Menopause.
- Reduziert Wasseransammlungen in den Beinen.
- Lindert Ermüdungserscheinungen.
- Wirkt beruhigend.

Kontraindikationen

- Bei Knieproblemen ggf. mit Kissen unterpolstern.
- Blockierte Hüfte

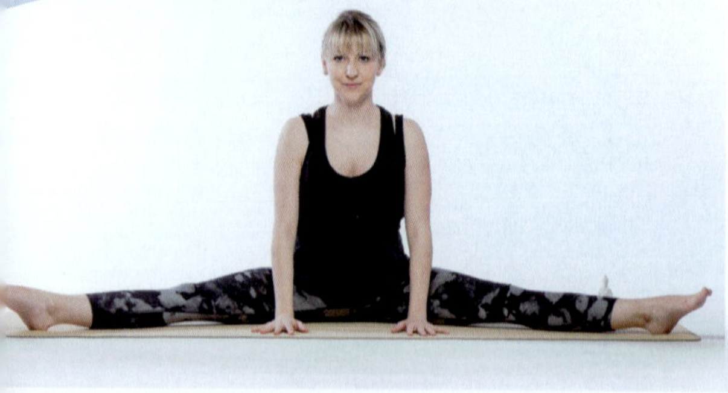

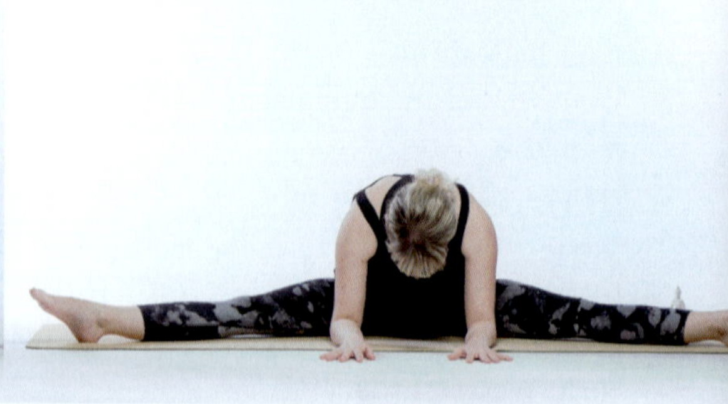

Libelle

(Dragonfly, Upavistha Konasana)

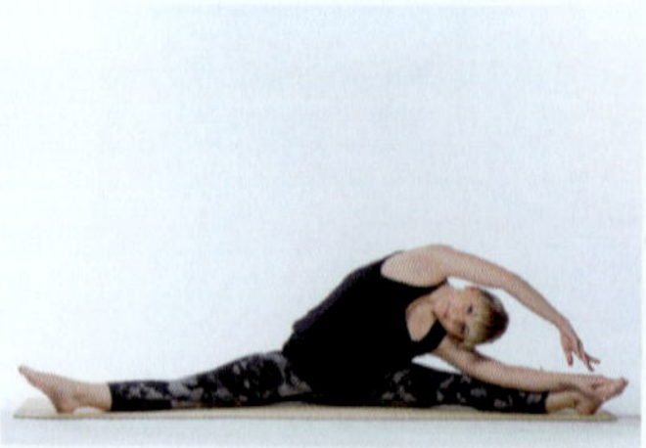

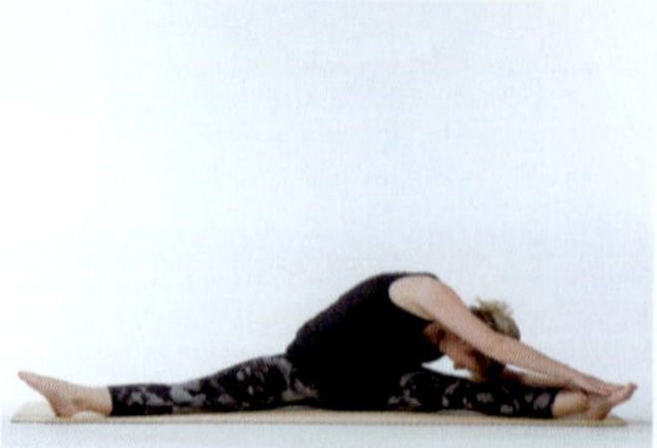

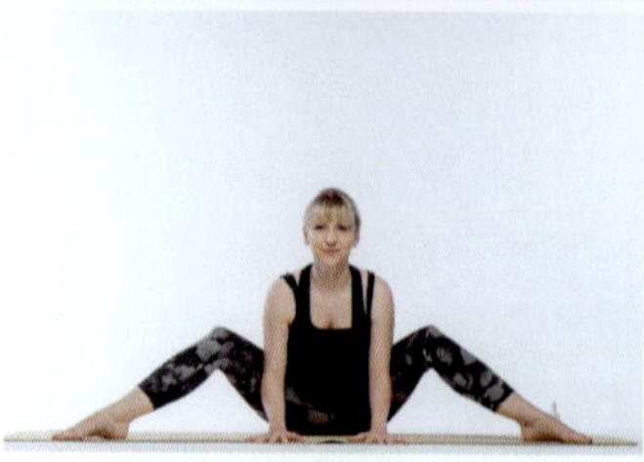

Im Sitzen die Beine weit nach außen öffnen. Du kannst dich auch auf einen Block oder ein Kissen setzen, wenn die Oberschenkelrückseite verkürzt ist. Beuge dich mit möglichst rundem Rücken weit nach vorne zwischen die Beine. Die Hände legst du bequem ab. Auch hier kannst du dir gerne ein Kissen zur Hilfe nehmen. Leg die Unterarme oder Hände so ab, dass sich deine Stirn darauf stützen kann.

Halte diese Asana 3-10 Minuten.

Alternativen

- Stelle die Füße auf und lass dich von hier aus tief sinken.
- Senke deinen Oberkörper zu einem Bein.
- Rotiere deinen Brustkorb auf. Greife mit beiden Händen den Fuß.
- Winkle die Knie an und stelle die Füße auf, der Oberkörper darf nach vorne sinken.
- Beuge ein Knie.
- Setze die Hände hinter dem Becken auf. Hebe den Blick, öffne den Brustraum.

Ausgleichsposition

- Rückenlage
- Herabschauender Hund

Meridian- und Phasenzuordnung/Chakras

- Blase und Niere, Milz, Leber
- Wasser, Erde, Holz
- Spricht Chakra 2 an.

Wirkung

- Dehnt die Oberschenkelinnenseite und die Beinrückseite.
- Öffnet die Hüfte.
- Stimulierung von Bauch und Eierstöcken bei der Vorbeuge
- Dehnung der Knieinnenseiten
- Entspannt den unteren Rücken.
- Schafft neue Gelassenheit durch das Gefühl des Loslassens.

Kontraindikationen

- Akute Beschwerden im unteren Rücken, die keine Vorbeuge erlauben
- Bei Kniebeschwerden die Beine enger zusammenbringen.
- Vorsicht bei Ischiasbeschwerden. Bewege dein Becken nur nach vorne beim Sitzen.

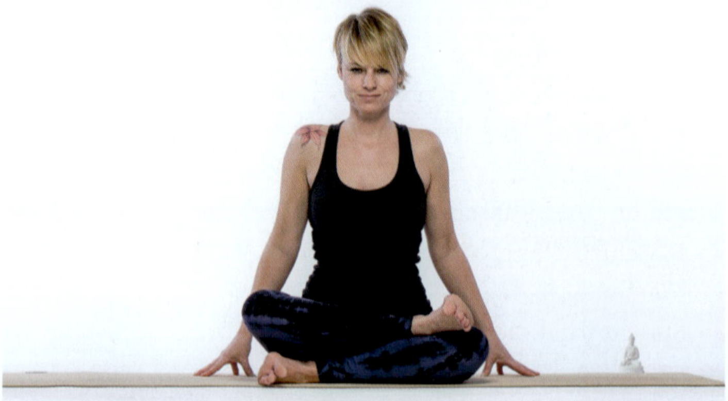

Quadrat
(Square Pose, Agnisthambasana)

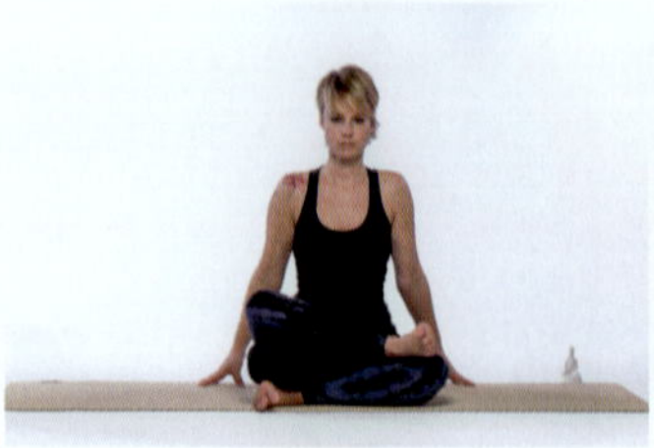

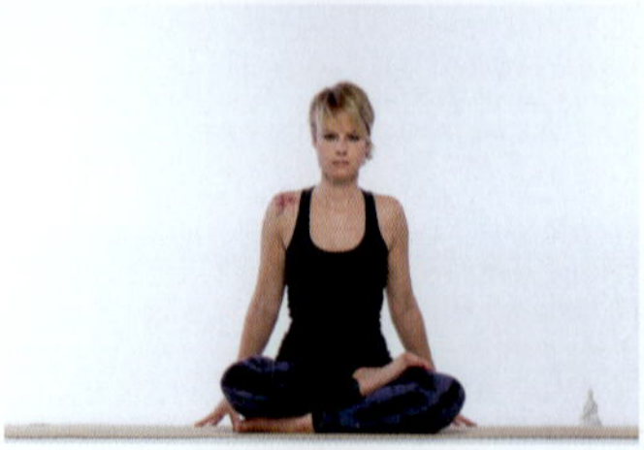

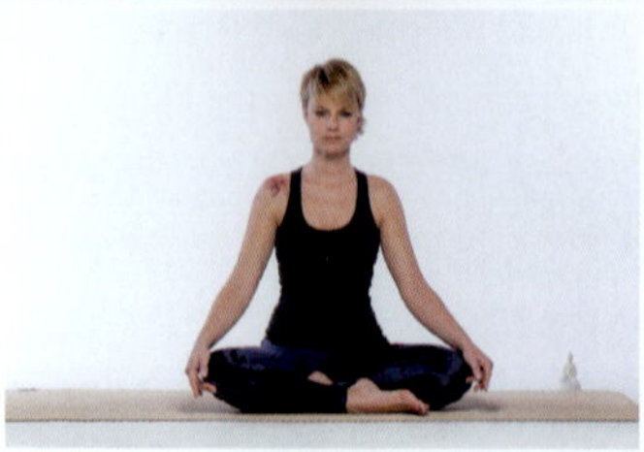

Komme in eine sitzende Position. Lege das rechte Sprunggelenk so am Boden ab, dass das Schienbein zum Mattenrand parallel ist. Das linke Sprunggelenk legst du auf das rechte Knie und die Hände entspannt auf die Knie oder in den Schoß. Gerne kannst du dir eine Sitzerhöhung zur Hilfe nehmen. Bei Schmerzen im Knie finde eine einfachere Variante.

Halte diese Asana 3-5 Minuten, dann die Seite wechseln.

Alternativen

- Senke den Oberkörper nach vorne, um die Dehnung zu verstärken.
- Positioniere die Hände hinter der Hüfte, um den Brustmuskel zu dehnen und das Herz zu öffnen.
- Das obere Bein nach vorne gleiten lassen – Schneidersitz (Easy Pose, Sukhasana).
- Nutze ein Kissen und positioniere es zwischen beiden Knien.

Ausgleichsposition

- Beine strecken und Knie lockern.
- Rückenlage

Meridian- und Phasenzuordnung/Chakras

- Leber und Gallenblase, Niere. In der Vorbeuge: Blase
- Holz, Wasser
- Spricht Chakra 1 und 2 an.

Wirkung

- Starke Hüftöffnung und Außenrotation – Vorbereitung für den Lotussitz
- In der Vorbeuge Entspannung im unteren Rücken
- Energetisiert die Wirbelsäule.
- Hilft bei Asthma und Bluthochdruck.
- Mindert Verstimmungen und Angst.
- Schafft Ruhe.

Kontraindikationen

- Bei Beschwerden im unteren Rücken: Vorbeuge meiden und den Rücken so aufrecht wie möglich halten.
- Knieschmerzen
- Kann Ischiasbeschwerden verschlimmern. Sitzhilfe nutzen oder Position wechseln.

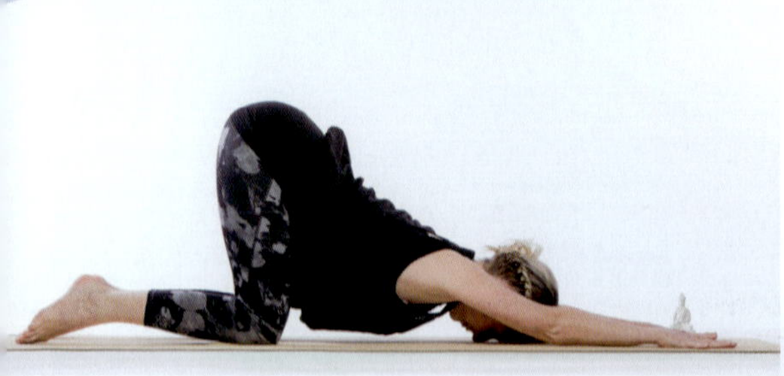

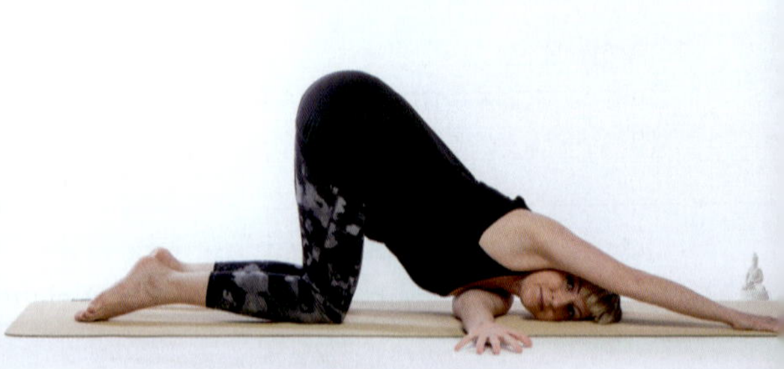

Öffnende Herzstellung
(Melting Heart/Quarter Dog Pose, Anahatasana)

Hier werden die Arme weit nach vorne gestreckt. Das Gesäß bleibt über den Knien und der Brustkorb darf Richtung Boden sinken. Am besten die Stirn ablegen. Falls das unangenehm ist, gerne den Kopf zur Seite drehen.

Diese Asana 3-5 Minuten halten.

Alternativen

- Bei guter Flexibilität können die Unterarme am Boden abgelegt werden.
- Twiste den Oberkörper und strecke den Arm durch.
- Im Twist kannst du den Kopf auch zur anderen Seite drehen.
- Lege im Twist den gestreckten Arm mit dem Handrücken an der Lendenwirbelsäule ab.
- Auch hier kann der Kopf zur anderen Seite gedreht werden.
- Lege in der öffnenden Herzstellung dein Kinn am Boden ab (hier die Haltedauer verringern und immer auch auf den Nacken achten).

Ausgleichsposition

- Kindsstellung
- Bauchlage

Meridian- und Phasenzuordnung/Chakras

- Magen und Milz, Blase, Herz, Lunge
- Erde, Wasser, Feuer, Metall
- Spricht Chakra 4 an.

Wirkung

- Dehnt den oberen und mittleren Rücken.
- Öffnet die Schultern und das Herz.
- Stärkt die Arme.
- Fördert Geduld und Hingabe.
- Lindert Stress, bringt ein Gefühl von Leichtigkeit.

Kontraindikationen

- Akute Nackenbeschwerden
- Bei Kribbeln in den Fingern die Position wechseln oder meiden.
- Bei Kniebeschwerden ggf. unterpolstern.
- Schmerzen im Fußspann können mit aufgestellten Fußspitzen gelindert werden.

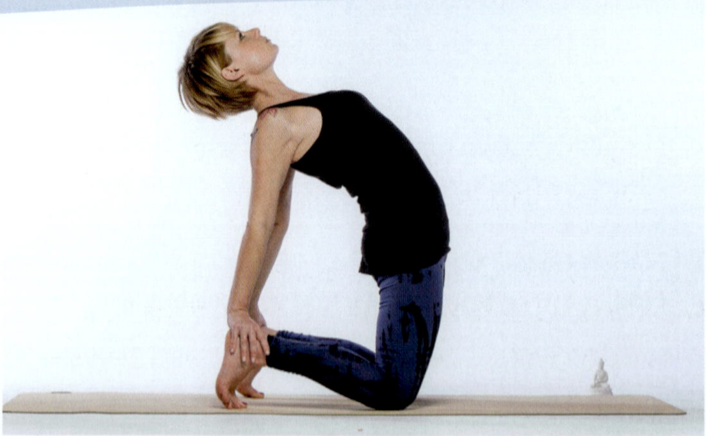

Kamel
(Camel, Ustrasana)

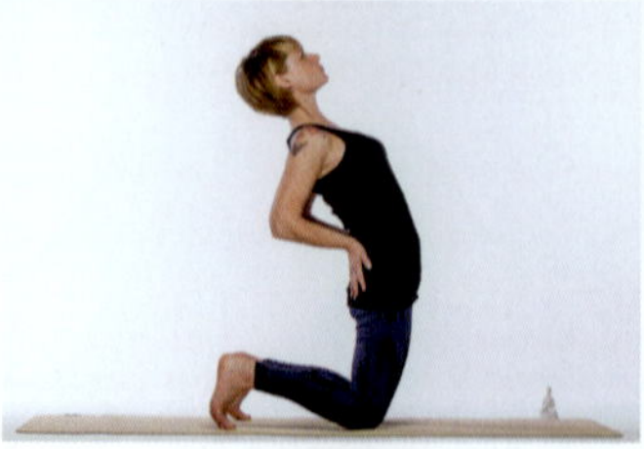

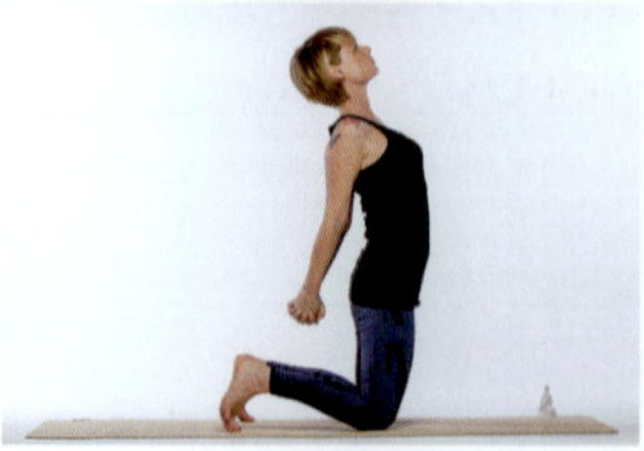

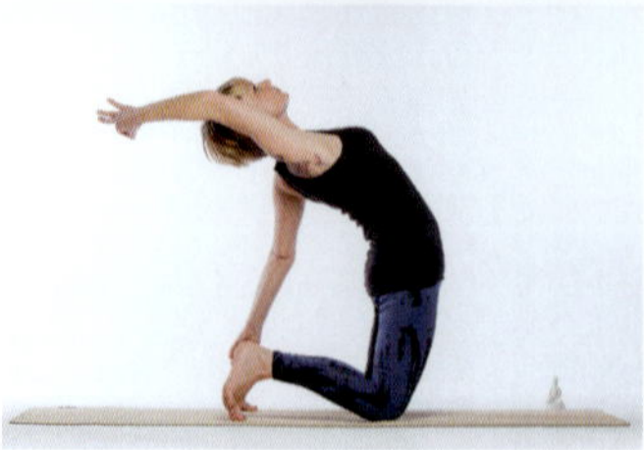

Der einfachste Weg, ins Kamel zu kommen, ist es, auf deinen Fersen zu sitzen. Platziere deine Hände hinter dir an den Fersen und richte deine Hüfte nach vorne aus. Sobald du deine Hüfte nach vorne bewegst, wird sich dein Rücken runden.

Diese Asana 1-2 Minuten halten, in einer einfacheren Variante auch gerne länger.

Alternativen

- Lege die Hände an die Lendenwirbelsäule und hebe den Blick.
- Verschließe die Hände zu einer Räuberleiter und ziehe das Kinn heran.
- Stelle die Fußspitzen auf.
- Führe einen Arm lang nach hinten, halte den Blick nach oben.
- Verlagere den Blickpunkt in deine gestreckte Hand.
- Solltest du sehr flexibel sein, kannst du die Hände auch zum Boden bringen.

Ausgleichsposition

- Sanfte Katze-Kuh-Bewegung
- Fersensitz, dann in die Kindsposition

Meridian- und Phasenzuordnung/Chakras

- Niere und Harnblase, Milz und Magen, Herz, Lunge
- Bei gestreckten Armen: Herz und Dünndarm, Lunge und Dickdarm
- Wasser, Erde, Feuer, Metall
- Spricht Chakra 4 und 5 an.

Wirkung

- Dehnt die Brustmuskulatur und Schultern.
- Stimuliert den Magen und das Verdauungssystem.
- Wird der Kopf in den Nacken gelegt, stimuliert das die Schilddrüse.
- Stärkt den Rücken.
- Hilft bei Asthma.
- Dehnt Hüftbeuger und Oberschenkelvorderseite.
- Wirkt aktivierend.
- Schenkt Freude und Offenheit.

Kontraindikationen

- Bei Nackenproblemen sollte der Blick nicht zur Decke gehen, Kinn zur Brust ziehen.
- Bei Rücken- oder Schulterproblemen sollte die Übung in einer einfachen Variante ausgeführt werden.
- Schwache Bauch- und Rückenmuskulatur

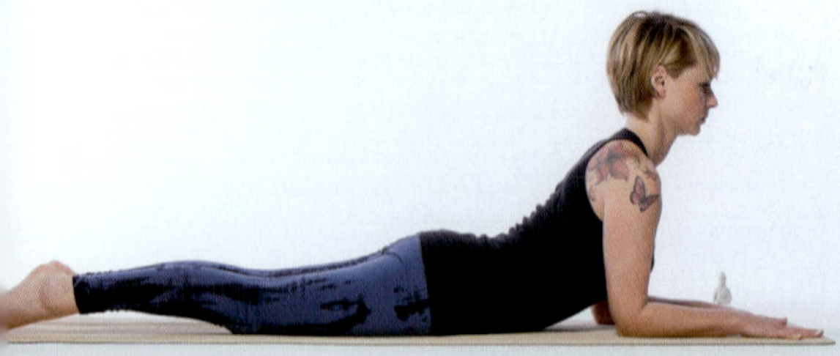

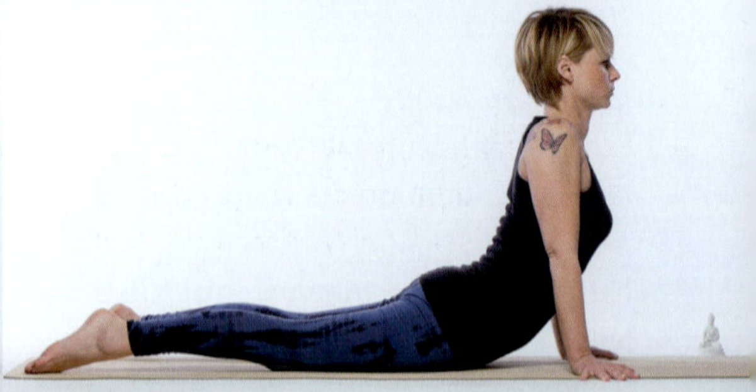

Sphinx/Kobra und Seehund
(Sphinx, Bhujangasana, und Seal, Urdhva Mukha Shvanasana)

Aus der Bauchlage legst du die Ellenbogen unter deinen Schultern ab und hebst den Oberkörper, bis sich dein Brustkorb vom Boden löst.

Stell die Hände unter den Schultern ab und strecke die Arme halb oder ganz. Die Finger sind nach außen aufgedreht.

Halte die Sphinx 3-5 Minuten und länger. Der Seehund sollte zunächst 1 Minute gehalten werden, kann dann aber bis 20 Minuten gesteigert werden.

Alternativen

- Den Oberkörper nur ganz minimal vom Boden abheben, so dass der Rippenbogen liegen bleibt.
- Die Arme weit nach außen öffnen.
- Knie beugen, so dass die Waden senkrecht nach oben zeigen.
- Die Beine können weit geöffnet werden (lindert den Druck im unteren Rücken).
- Lege den Kopf in den Nacken oder lass dein Kinn zur Brust sinken.

Ausgleichsposition

- Bauchlage, dann Kindsstellung
- Katze-Kuh-Bewegung

Meridian- und Phasenzuordnung/Chakras

- Harnblase und Niere, Magen und Milz
- Wasser, Erde
- Spricht Chakra 4 an.

Wirkung

- Ideal für Energie- und Atemübungen
- Stimuliert den Lumbalbereich, den Sitz der Yin-Energie.
- Stärkt die Rückenmuskulatur.
- Massiert die Bauchorgane.
- Regeneriert das Nervensystem.
- Verbessert die Flexibilität der Wirbelsäule.
- Stimuliert Nieren und Nebennieren.
- Befreit von Angst.
- Fördert die Konzentrationsfähigkeit.

Kontraindikationen

- Rücken- und Bandscheibenbeschwerden
- Kopfschmerzen
- Vorsicht auch während der Schwangerschaft. In dieser Zeit kann ein Polster unter den Hüften sehr hilfreich sein und Raum für den wachsenden Bauch schaffen.

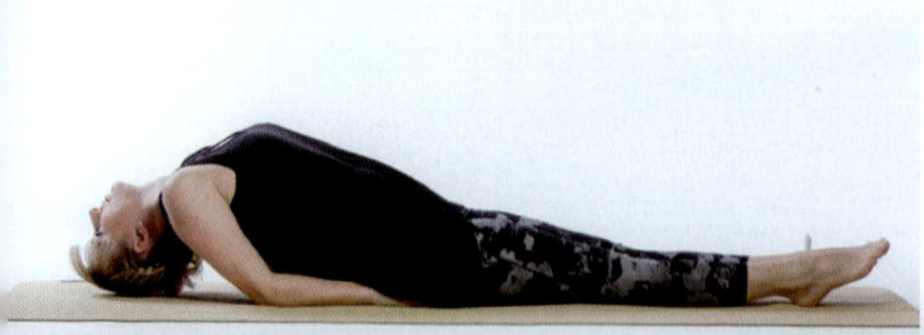
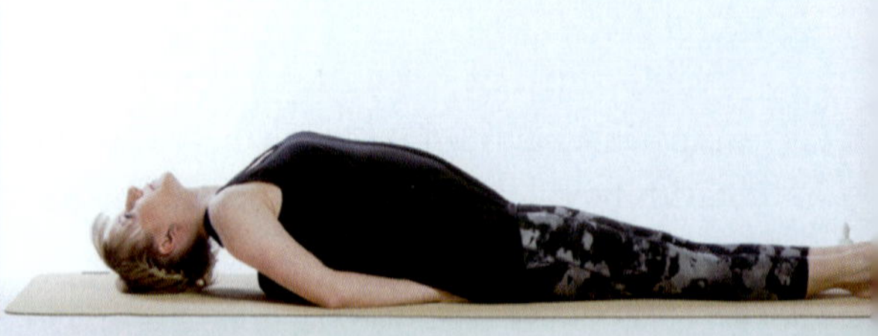

Fisch
(Fish Pose, Matsyasana)

In Rückenlage die Beine aufstellen. Positioniere die Hände mit der Handinnenfläche am Boden unter dem Gesäß. Heb den Oberkörper leicht vom Boden ab und lasse deinen Kopf nach hinten sinken, bis der Scheitelpunkt die Matte berührt. Nutze ein Kissen unter der Brustwirbelsäule, wenn die Kraft in den Armen fehlt oder du noch länger halten möchtest.

Diese Asana wird 2-3 Minuten gehalten.

Alternativen
- Bringe die Fußsohlen zusammen und lasse die Knie auseinanderfallen.
- Stelle die Füße auf.
- Die Füße können auch zum Lotus gekreuzt werden.

Ausgleichsposition
- Knie heranziehen und auf der Wirbelsäule hin und her rollen.
- Kindsstellung

Meridian- und Phasenzuordnung/Chakras
- Harnblase und Niere, Magen und Milz
- Wasser, Erde
- Spricht Chakra 4 und 5 an.

Wirkung

- Dehnt den Brustraum und die Schultern.
- Öffnet das Herz.
- Wirkt auf die Schilddrüse.
- Schafft Ruhe.

Kontraindikationen

- Akute Nackenbeschwerden

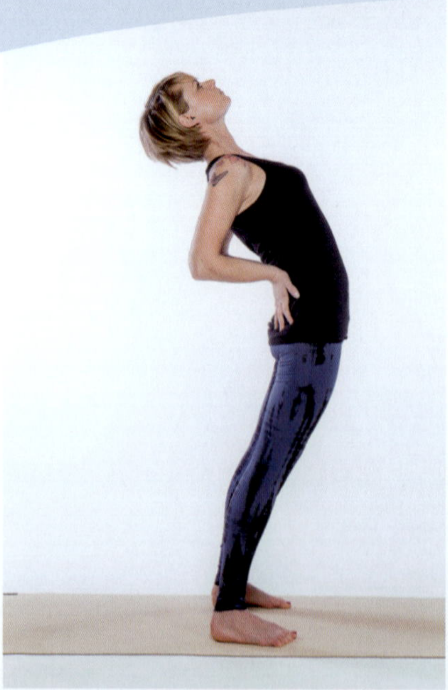

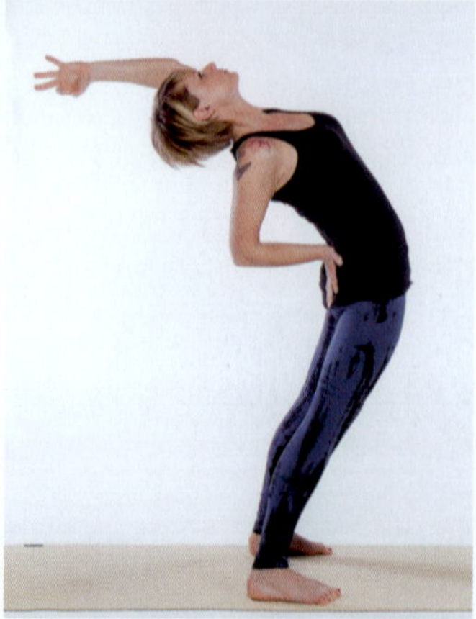

Rückbeuge im Stehen – Variante der Bergposition
(Mountain, Tadasana Samasthiti)

Stelle dich aufrecht hin. Die Beine sind hüftbreit geöffnet. Die Hände werden in die Lendenwirbelsäule gelegt, die Fingerspitzen zeigen Richtung Boden. Strecke einen oder beide Arme zuerst lang nach oben und öffne dann nach hinten, ohne in ein Hohlkreuz zu fallen.

Halte diese Asana 2-3 Minuten. Bleiben die Hände an der Lendenwirbelsäule, kann bis zu 5 Minuten gehalten werden.

Alternativen

- Einen Arm nach oben führen.
- Die Fingerspitzen zeigen Richtung Erde.
- Öffne deine Füße mattenbreit.
- Den Kopf in den Nacken sinken lassen.
- Kinn Richtung Brustbein ziehen.

Ausgleichsposition

- Vorbeuge im Stehen

Meridian- und Phasenzuordnung/Chakras

- Niere und Blase, Milz und Magen
- Bei gestreckten Armen: Herz und Dünndarm, Lunge und Dickdarm
- Wasser, Erde, Feuer, Metall
- Spricht Chakra 1, 4 und 5 an.

Kontraindikationen

- Verspannungen im Schulter- und Nackenbereich
- Stauchen im Lendenwirbelsäulenbereich
- Schwache Bauchmuskulatur

Wirkung

- Dehnt den Oberkörper.
- Kräftigt die Arme und Beine.
- Hilft bei Asthma und Atembeschwerden.
- Öffnet für Neues.

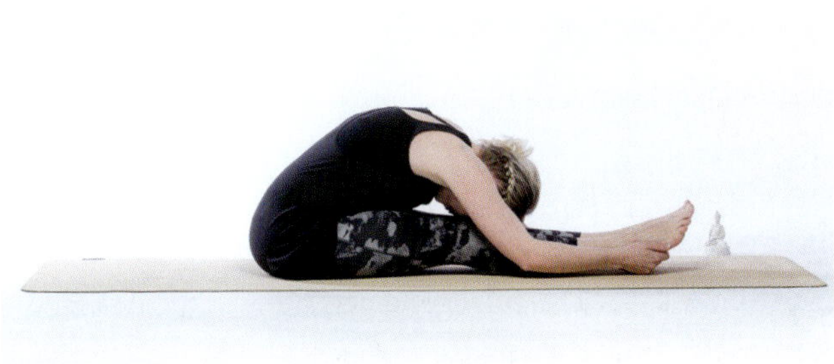

Raupe/sitzende Vorbeuge
(Caterpillar, Pashimottanasana)

Aus dem Stocksitz lässt du den Kopf so weit wie möglich zu den Beinen sinken. Positioniere die Hände dabei an den Oberschenkeln, Fußgelenken oder Fersen. Erlaube deinem Rücken, rund zu werden.

Halte diese Asana 3-5 Minuten oder länger.

Alternativen

- Sollte deine Beinrückseite stark verkürzt sein, kannst du die Beine auch leicht beugen oder eine Decke unter den Knien positionieren.
- Die Beine weiter öffnen.
- Bei Nackenbeschwerden kannst du deine Hände auch auf den Beinen positionieren und deinen Kopf darauf ablegen oder ein Kissen unter die Stirn legen.
- Solltest du sehr flexibel sein, kannst du deine Beine auch so weit öffnen, dass du den Kopf zum Boden bringen kannst.

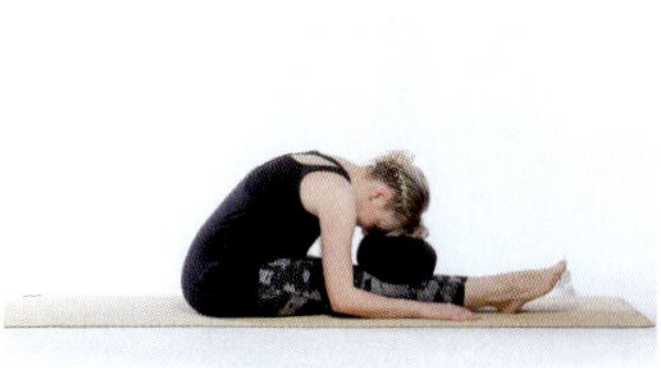

Ausgleichsposition

- Twists
- Leichte Rückbeuge im Sitzen oder Bauchlage

Meridian- und Phasenzuordnung/Chakras

- Harnblasenmeridian
- Wasser
- Spricht alle Chakras an/Harmonisierung aller Chakras.

Wirkung

- Durch das Zusammenpressen des Magen-Darm-Bereiches wird die Verdauung angeregt.
- Massiert das Herz.
- Stimuliert die Nieren und Sexualorgane.
- Wirkt auf die Wirbelkörper und hilft dem Rücken zu regenerieren.
- Dehnt die Körperrückseite.
- Fördert Geduld und innere Ruhe.
- Harmonisiert die Energiekanäle entlang der Wirbelsäule.

Kontraindikationen

- Probleme mit dem Ischias
- Schmerzen im unteren Rücken
- Starke Verkürzung der Muskeln in den hinteren Beinen
- Bei Kopfschmerzen den Kopf über der Herzlinie halten.

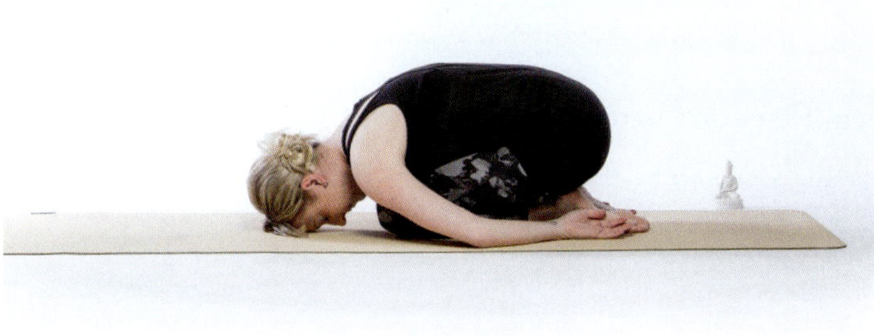

Kindsstellung
(Child's Pose, Balasana)

Aus dem Fersensitz lässt du dich langsam nach vorne sinken und bringst den Kopf zum Boden. Die Hände legst du zu den Fersen. Sollte es dir angenehmer sein, kannst du die Beine auch etwas öffnen.

Halte diese Asana 3-5 Minuten oder länger. Sollte die Stirn den Boden nicht berühren, halte 2-3 Minuten.

Alternativen

- Bringe die Hände nach vorne unter die Stirn.
- Forme die Hände unterhalb deiner Stirn zu einer Faust, so dass der Nacken lang wird. Alternativ ein Kissen verwenden.
- Öffne die Knie und halte die Großzehen zusammen.
- Drehe den Kopf nach rechts oder links.
- Öffne Knie und Arme weit.

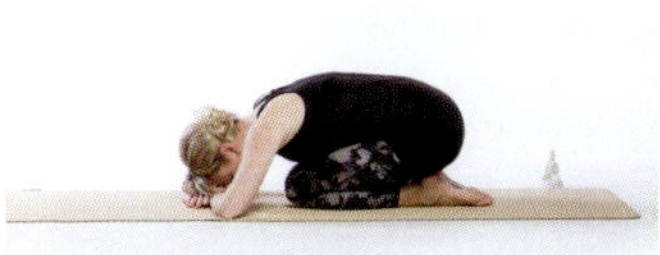

Ausgleichsposition

Eine Ausgleichsposition wird bei dieser Übung nicht benötigt.

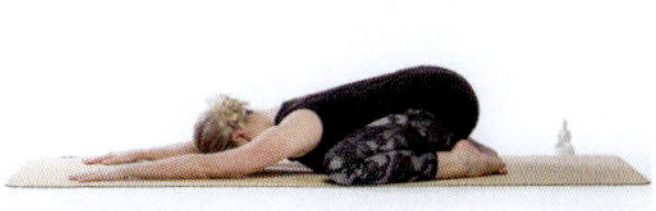

Meridian- und Phasenzuordnung/Chakras

- Milz und Magen, Niere und Harnblase
- Erde und Wasser
- Spricht Chakra 6 und 7 an.

Wirkung

- Entspannt und heilt.
- Dehnt den Rücken.
- Hilft bei Nackenschmerzen, wenn der Kopf gestützt wird.
- Lockert Nacken und Schultern.
- Dehnt Fußgelenke und Fußspann.
- Massiert sanft die Bauchorgane.
- Wirkt beruhigend.
- Lindert Ermüdungserscheinungen.

Kontraindikationen

- In der Schwangerschaft Knie weit öffnen und ggf. den Kopf unterpolstern.
- Kann direkt nach dem Essen unangenehm sein.
- Bei schmerzenden Fußknöcheln eine Decke unterlegen.
- Knie unterpolstern bei Beschwerden.
- Diarrhö (Durchfall-Erkrankung)

Stehende Vorbeuge/ hängende Position
(Dangling Pose, Uttanasana)

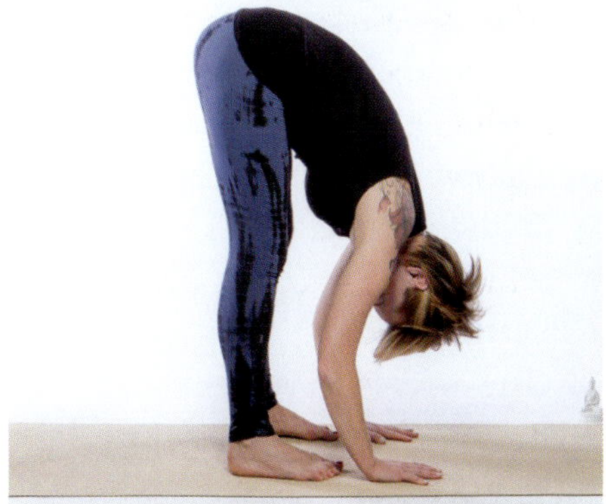

Im aufrechten Stand die Beine hüftbreit öffnen. Dann lass dich langsam nach vorne sinken, bis die Hände den Boden berühren. Kopf und Nacken sind entspannt, die Wirbelsäule ist rund. Gerne kannst du die Knie beugen.

Diese Position kann 2 Minuten oder länger gehalten werden.

Alternativen

- Lege die Unterarme aufeinander.
- Bei gebeugten Knien kannst du die Unterarme auf den Oberschenkeln ablegen.
- Lass den Oberkörper nach rechts und links schwenken, alternativ vor und zurück.
- Verschlinge die Hände zu einer Räuberleiter und lass die Hände über Kopf sinken.

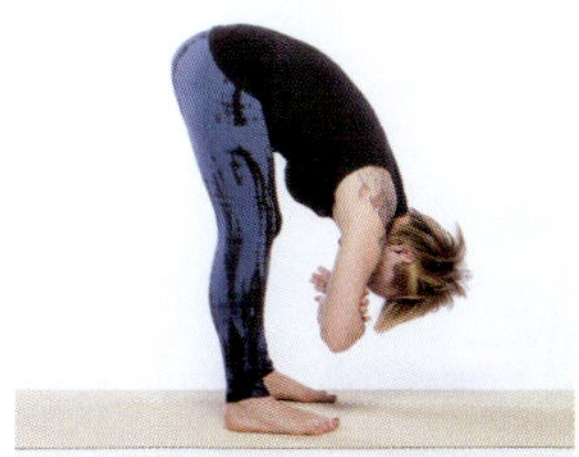

Ausgleichsposition

- Tadasana, dann Rückbeuge im Stand
- Herabschauender Hund

Meridian- und Phasenzuordnung/Chakras

- Harnblase und Niere, Leber, Milz
- Wasser, Holz, Erde
- Spricht Chakra 1-7 an (Harmonisierung aller Chakras).

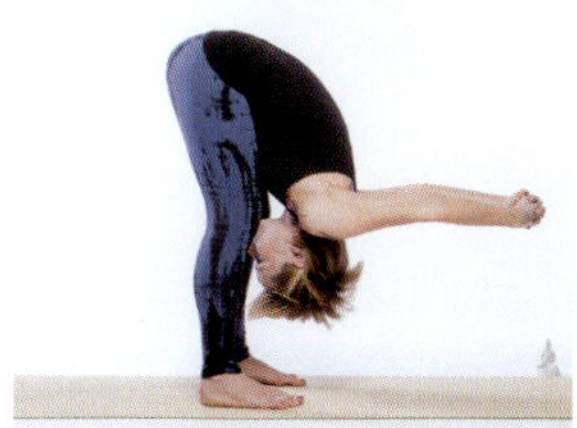

Wirkung

- Dehnt die untere Wirbelsäule.
- Dehnt die Beinrückseite.
- Stimuliert den Magen und die inneren Organe.

- Hilft bei Menstruationsbeschwerden.
- Verjüngt die Nerven um die Wirbelsäule.
- Verlangsamt den Herzschlag.
- Stärkt die Konzentrationsfähigkeit.
- Bringt den Fokus zurück nach innen und schult die eigene Achtsamkeit.

Kontraindikationen

- Bluthochdruck
- Schwindel
- Diabetes
- Glaukome (oder Augenkrankheiten allgemein)
- Bei Rückenbeschwerden die Knie beugen und die Unterarme ggf. auf den Oberschenkeln ablegen.
- Den unteren Rücken bei Beschwerden in diesem Bereich gerade halten.
- Bei niedrigem Blutdruck langsam aufrollen.

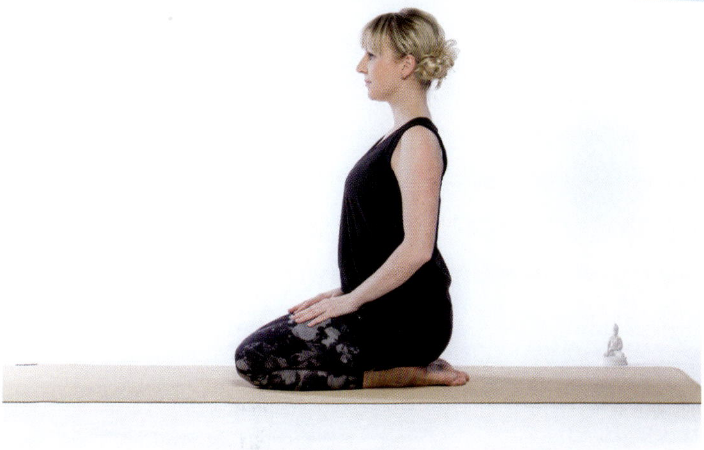

Fersensitz
(Ankle Stretch, Vajrasana)

Im Fersensitz sind die Schienbeine am Boden und das Gesäß auf den Fersen. Die Hände liegen bequem im Schoß, die Wirbelsäule ist aufrecht. Halte deine Schultern entspannt. Bei Schmerzen in den Sprunggelenken oder Knien diese Position meiden.

Halte diese Asana 3-5 Minuten. Verlagerst du das Gewicht nach hinten, halte 1 Minute.

Alternativen

- Lege die Hände auf die Knie und verlagere das Gewicht nach hinten.
- Positioniere die Hände hinter den Füßen und bringe das Gewicht auf den Fußspann.
- Bringe die Hände in Anjali Mudra und vor dein Herz.
- Verschränke die Hände zur Räuberleiter hinter dem Rücken.
- Kreuze die Daumen hinter dem Rücken und hebe dein Brustbein an.
- Blickpunkt nach oben zur Decke

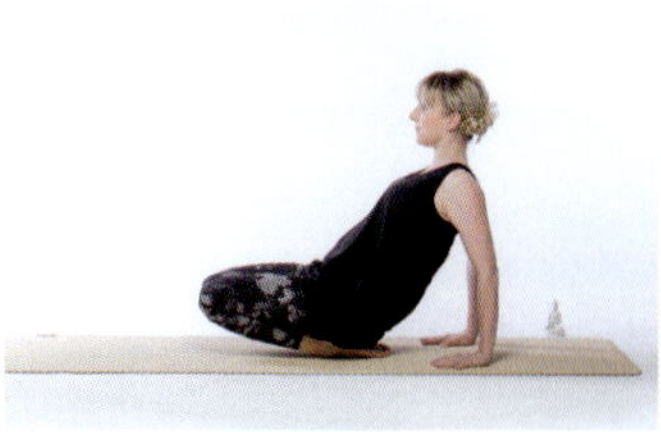

Ausgleichsposition

- Stehende Vorbeuge
- Herabschauender Hund

Meridian- und Phasenzuordnung/Chakras

- Magen und Milz, Leber und Gallenblase
- Erde, Holz
- Spricht Chakra 1 an.

Wirkung

- Öffnet und stärkt die Sprunggelenke.
- Stärkt das Selbstbewusstsein.
- Dehnt den Fußspann.
- Wirkt energetisierend.
- Bringt die Gedanken ins Hier und Jetzt, zentriert und erdet.

Kontraindikationen

- Bei Beschwerden in den Knien oder Sprunggelenken mit Handtuch unterpolstern oder Asana meiden.
- Wird das Gewicht nach hinten verlagert, kann ein Kissen unter den Knien helfen, diese zu entlasten.

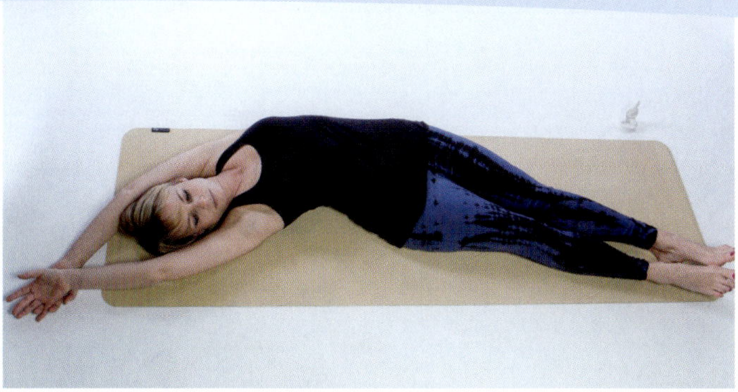

Liegender Halbmond
(Half Moon/Blown Palm, Bananasana)

Komme in eine bequeme Rückenlage. Strecke die Beine lang und nimm die Arme über Kopf. Greife mit der linken Hand den rechten Ellenbogen und mit der rechten Hand den linken Ellenbogen. Bringe dein Gesäß zur linken Seite der Matte. Atme in deine linke Flanke, um die Dehnung zu verstärken. Sobald dein Körper weich ist, bewege Beine und Arme weiter nach rechts.

Halte diese Asana für 3-5 Minuten.

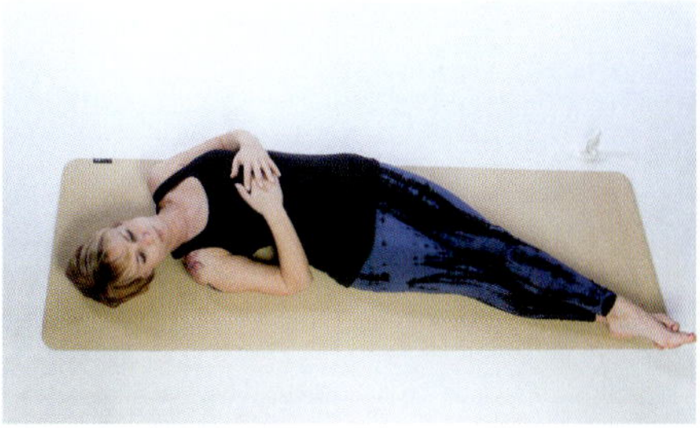

Alternativen

- Beine zusammenhalten oder leicht öffnen.
- Kreuze die Sprunggelenke.
- Strecke die Arme lang.
- Lege die Hände auf die Brust.

Ausgleichsposition

- Knie heranziehen und auf der Wirbelsäule sanft hin und her rollen.
- Knie kreisen.

Meridian- und Phasenzuordnung/Chakras

- Gallenblase
- Sind die Arme über Kopf gestreckt: Herz, Lunge
- Holz, Feuer, Metall
- Spricht Chakra 3 an.

Wirkung

- Dehnt die gesamte Körperseite, vor allem die seitlichen Bauchmuskeln und die Zwischenrippenmuskulatur.
- Hilft bei Asthma.
- Öffnet die Schultern.
- Trizepsdehnung
- Bringt den Fokus zurück nach innen.
- Schafft Raum.

Kontraindikationen

- Wenn die Hände anfangen zu kribbeln, lege sie einfach neben den Hüften ab, unter den Kopf oder unterpolstere sie mit einem Handtuch.
- Schmerzen im unteren Rücken
- Akute und chronische Schulterbeschwerden
- Starke Kyphose der Brustwirbelsäule

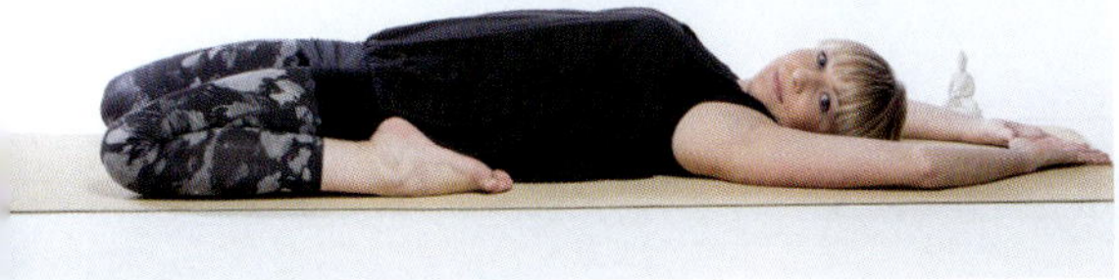
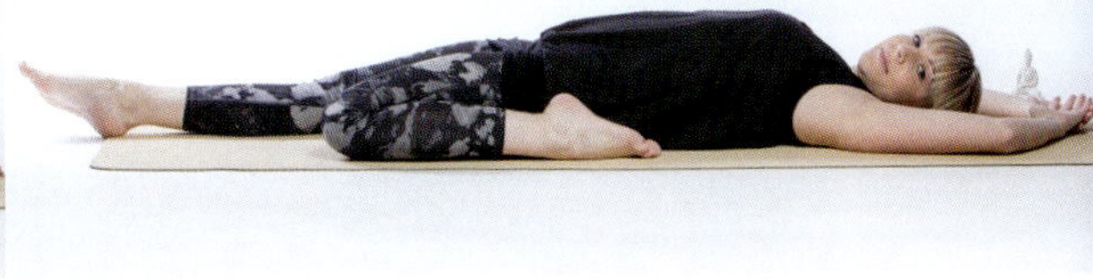

Sattel und halber Sattel
(Saddle, Supta Virasana, und Half Saddle, Ardha Supta Virasana)

Komme zunächst in den Fersensitz. Wenn es für dich bequem ist, bring das Gesäß zwischen die Fersen zum Heldensitz. Lasse dich von hier aus langsam nach hinten zum Boden gleiten. Strecke ein Bein lang aus für den halben Sattel.

Halte diese Asana für 1-5 Minuten oder länger.

Alternativen

- Strecke ein Bein nach vorne aus oder stelle ein Knie an.
- Halte oben im Sitzen und nutze gerne eine Sitzerhöhung.
- Greife mit den Händen die Füße.
- Bleibe auf deinen Unterarmen und hebe das Brustbein.
- Strecke die Arme lang über Kopf und stelle ein Bein auf.
- Ziehe ein Knie zur Brust heran.
- Lege ein Handtuch unter deine Sprunggelenke, um noch weiter zu öffnen.
- Positioniere die Knie enger oder weiter.

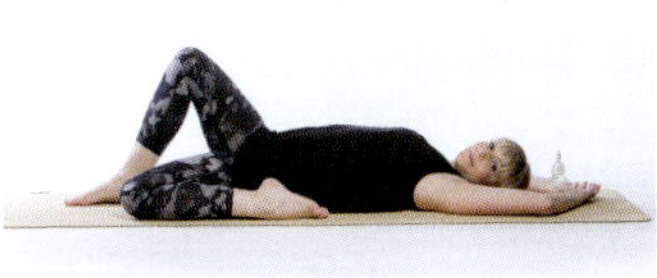
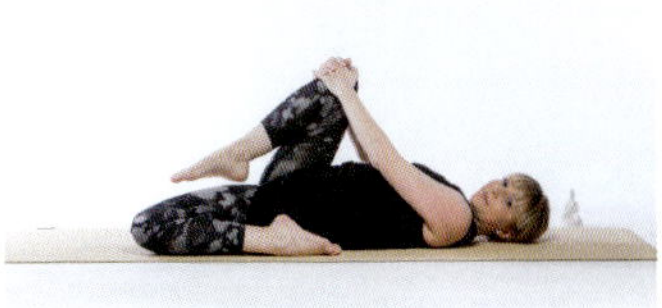

Ausgleichsposition

- Knie heranziehen und sanft kreisen.
- Kindsstellung

Meridian- und Phasenzuordnung/Chakras

- Magen und Milz, Gallenblase, Niere
- Sind die Arme über Kopf gestreckt: Herz und Lunge

- Erde, Holz, Wasser, Feuer, Metall
- Spricht Chakra 1, 2 und 4 an.

Wirkung

- Vereinigt alle 5 Elemente.
- Dehnt die Körpervorderseite, vor allem Hüftbeuger und Quadrizeps.
- Rotiert die Hüfte nach innen.
- Hilft bei Fußfehlstellungen.
- Wirkt auf Sprunggelenke und Knie.
- Stimuliert die Schilddrüse.
- Erfrischt müde Beine.
- Bringt Freude und beruhigt.
- Regeneriert die Lendenwirbelsäule.

Kontraindikationen

- Knie- und Sprunggelenksbeschwerden, verkürzte Kniesehnen
- Schmerzen im Rücken oder Iliosakralgelenk
- Den Kopf bei Atembeschwerden und Schwangerschaft über der Herzlinie halten. Den Rücken mit Kissen polstern.
- Angstzustände

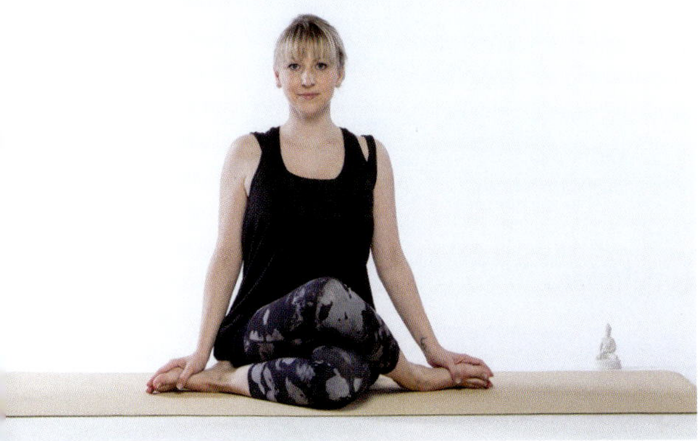

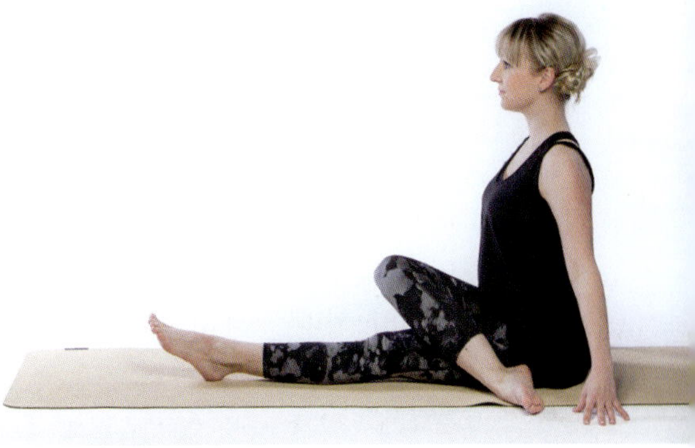

Schnürsenkel
(Shoelace, Gomukhasana)

Aus dem Stocksitz winkelst du das rechte Bein an und legst das Knie flach auf dem Boden ab. Die Ferse ist neben der Hüfte und dein Knie zeigt gerade nach vorne. Jetzt winkle dein linkes Bein an und lege das linke Knie auf das rechte. Langsam lässt du deinen Oberkörper nach vorne sinken. Für den halben Schnürsenkel hältst du ein Bein gestreckt.

Halte jede Seite 3-5 Minuten.

Alternativen

- Bleibe im aufrechten Sitz.
- Bringe deine Füße so weit wie möglich nach vorne.
- Twiste den Oberkörper zuerst nach links und dann nach rechts zum Drehsitz (Seated Twist Pose, Ardha Matsyendrasana).
- Halte ein Bein gestreckt, ggf. den Oberkörper sinken lassen.
- Setze die rechte Hand am Boden ab, strecke den linken Arm nach oben und dehne die Seiten.

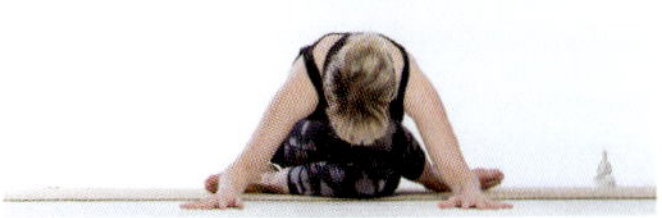

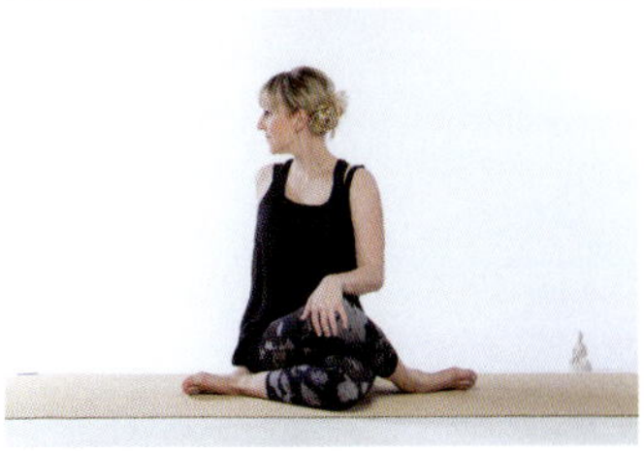

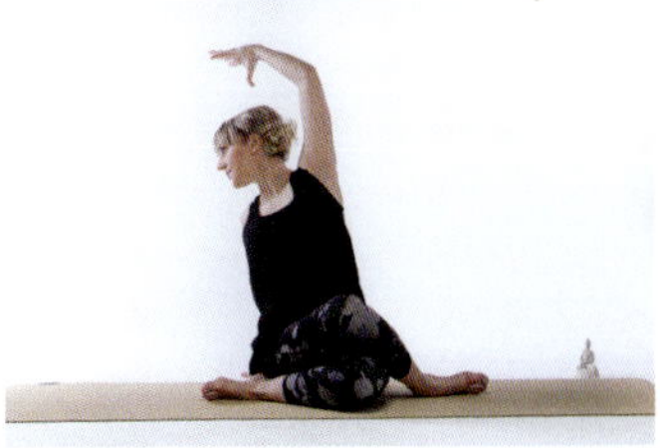

Ausgleichsposition

- Glückliches Baby
- Herabschauender Hund

Meridian- und Phasenzuordnung/Chakras

- Leber und Gallenblase, Blase und Niere
- Holz und Wasser
- Spricht Chakra 1 und 2 an.

Wirkung

- Öffnet die Hüfte.
- Dehnt die Lendenwirbelsäule in der Vorbeuge.
- Wirkt stimulierend auf den Magen und die inneren Organe im Unterbauch.

Kontraindikationen

- Bei Rückenbeschwerden den Rücken gerade halten.
- Keine Vorbeuge während der Schwangerschaft
- Knieschmerzen
- Hüftprobleme

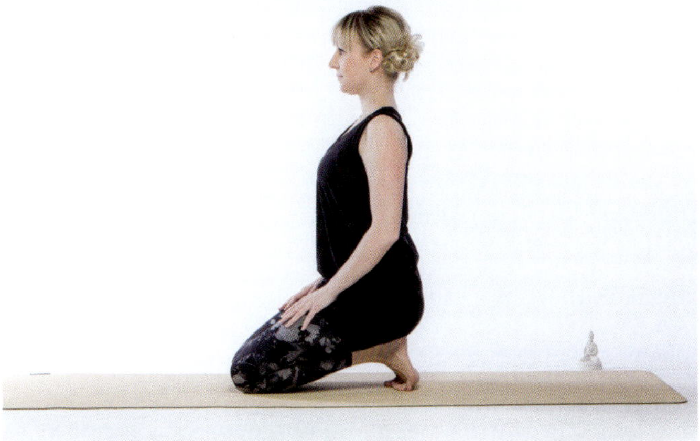

Zehensitz

(Toe Stretch, Vajrasana)

Komme in den Fersensitz. Stelle deine Zehen auf. Positioniere die Fußballen unter den Fersen. Halte das Gesäß auf den Fersen. Lege die Hände entspannt in den Schoß. Die Wirbelsäule ist aufgerichtet, der Nacken lang.

Halte diese Asana für 2-3 Minuten.

Alternativen

- Die Hände hinter dem Rücken zusammenführen und die Finger verschränken.
- Den Blick heben.
- Hebe deine Arme und lass ggf. den Blick folgen.
- Lege die Hände in Anjali Mudra an die Stirn.
- Unterpolstere die Knie mit einem Kissen, stütze dich ggf. mit den Händen am Boden ab.
- Lege ein Handtuch zwischen Fersen und Gesäß.

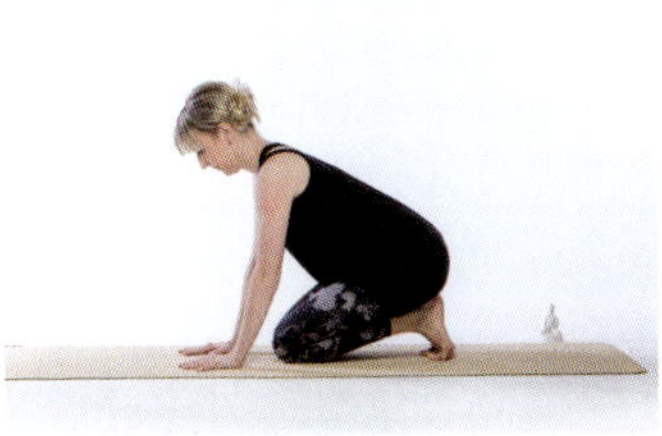

Ausgleichsposition

- Fersensitz
- Kindsstellung

Meridian- und Phasenzuordnung/Chakras

- Leber und Gallenblase, Niere und Harnblase, Milz und Magen
- Holz, Wasser, Erde
- Spricht Chakra 1 an.

Wirkung

- Dehnt die Oberschenkel und Fußsohlen.
- Stärkt die Sprunggelenke.
- Schafft Flexibilität in den Zehen und löst Verspannungen.
- Stärkt das Selbstbewusstsein.
- Fördert den Qi-Fluss durch die Stimulierung der in den Zehen endenden Meridiane.

Kontraindikationen

- Schmerzen im Fuß und Knöchel
- Arthritis in den Zehengelenken
- Akute Kniebeschwerden

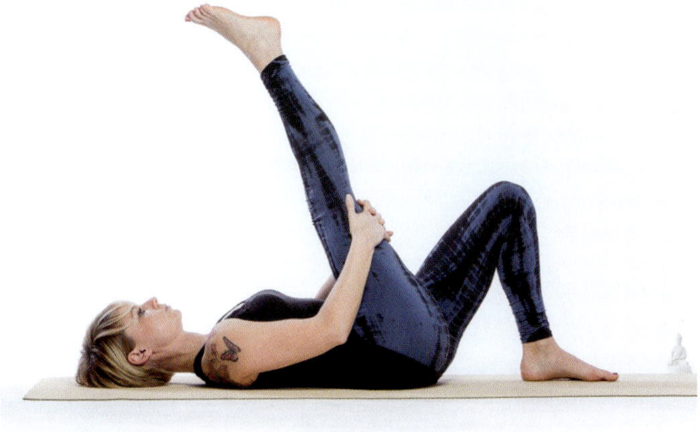

Beinstreckung
(Supta Padangustasana)

Lege dich entspannt auf den Rücken. Greife mit den Händen zunächst die Rückseite des linken Beines. Ziehe es sanft zu dir heran. Kopf und Oberkörper bleiben so gut wie möglich auf der Matte.

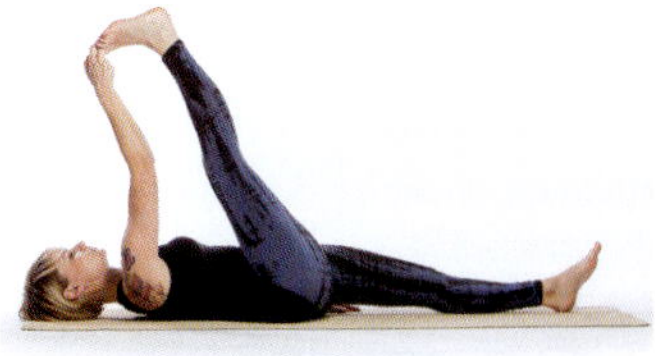

Halte diese Asana für 3-5 Minuten oder länger.

Alternativen

- Beuge das rechte Knie und lege das rechte Sprunggelenk an den linken Oberschenkel.
- Beide Beine strecken.
- Halte die Hände am Boden, parallel zur Hüfte.
- Stelle das rechte Bein ab und ziehe dann das linke Bein heran.

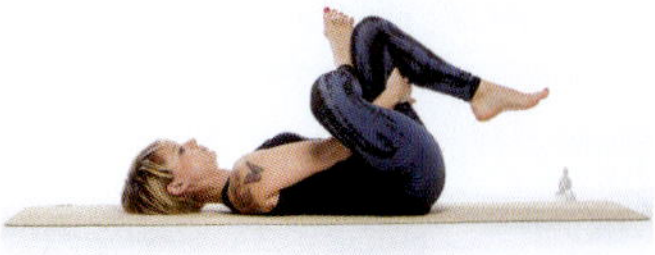

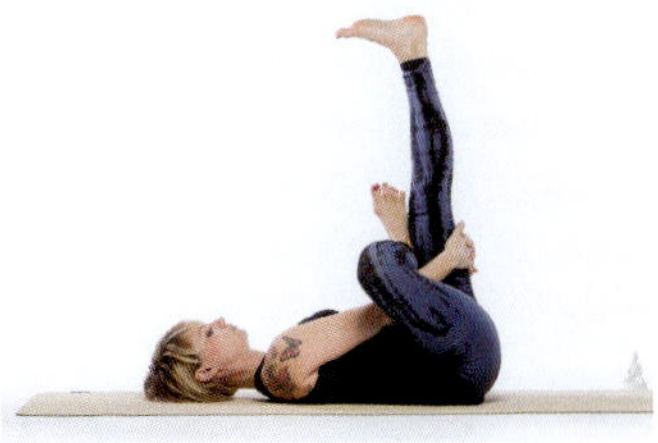

Ausgleichsposition

- Shavasana

Meridian- und Phasenzuordnung/ Chakras

- Leber, Milz und Magen, Harnblase und Niere
- Holz, Erde, Wasser
- Spricht Chakra 2 an.

Wirkung

- Dehnt die Beinrückseite.
- Bei der Öffnung zur gleichen Seite dehnt es auch die Adduktoren.
- Kräftigt den Bauch.
- Fördert die Verdauung.
- Wirkt entspannend auf das ganze System.
- Dehnt die Gesäßmuskulatur.
- Öffnet die Hüfte.

Kontraindikationen

- Akute Ischiasprobleme
- Schmerzen im Knie
- Bei Schmerzen im unteren Rücken Hüfte am Boden halten.

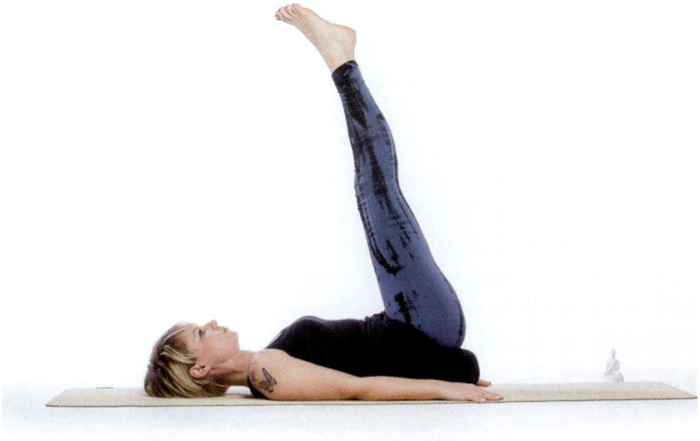

Umkehrhaltung/Seegras
(Seagrass, Sarvangasana)

In der Rückenlage positionierst du deine Hände neben der Hüfte. Die Handinnenflächen zeigen nach unten. Dann hebe beide Beine, bis sie senkrecht nach oben zeigen. Durch eine kleine Bewegung im Kreis kannst du den Punkt finden, an dem die Beine wie von allein senkrecht stehen. Es ist kein Kraftaufwand nötig.

Halte diese Asana 3-5 Minuten oder länger.

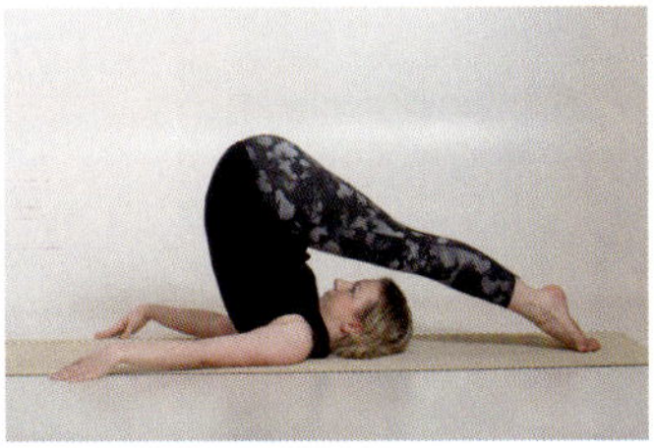

Alternativen

- Lege die Hände unter das Gesäß.
- Positioniere eine Decke oder ein Kissen unter dem Gesäß.

Schnecke (Snail, Halasana, Pflug)

Lege die Fußspitzen hinter dem Kopf am Boden ab. Die Hände kannst du entweder am Boden liegen lassen, an den Knierückseiten zusammenführen oder du kannst die Füße greifen.

Ausgleichsposition

- Knie heranziehen und sanft hin und her bewegen.
- Nach dem Pflug in die Fisch-Position

Meridian- und Phasenzuordnung/Chakras

- Leber, Milz und Magen, Harnblase und Niere
- Holz, Erde, Wasser
- Spricht Chakra 6 und 7 an.

Wirkung

- Wirkt entspannend auf die Gefäße der Beine.
- Schafft Ruhe und Ausgeglichenheit.
- Entspannt den Beckenboden.
- Entlastet die inneren Organe.
- Bringt Klarheit.
- Fördert die Konzentration.
- Bewusstsein für das Hier und Jetzt wird gefördert.
- Verstärkt die Wirkung der anderen Asanas.

Kontraindikationen

- Vorsicht bei Kopfschmerzen und Bluthochdruck
- Menstruation
- Übelkeit
- Extreme innere Unruhe

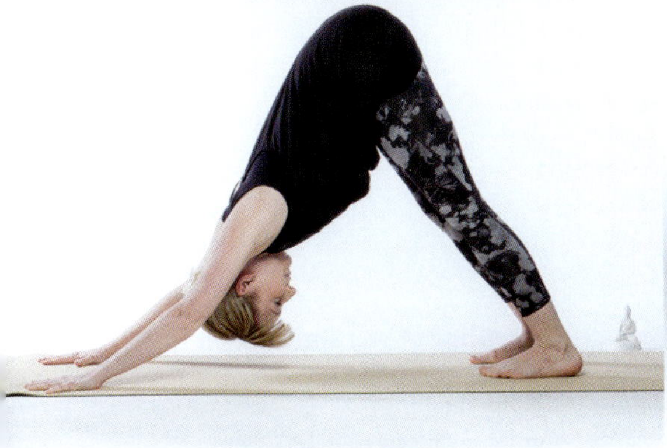

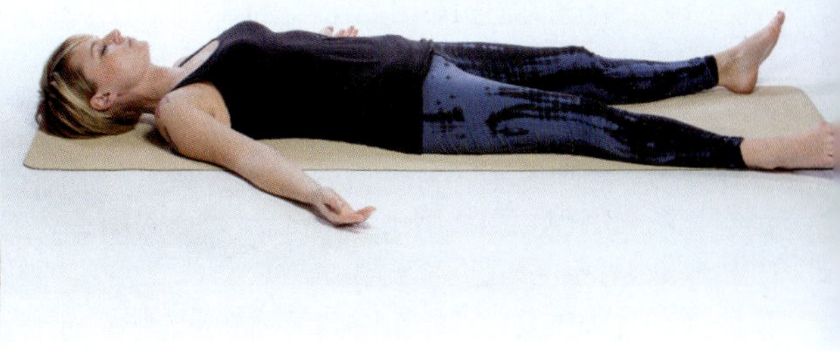

Ausgleichspositionen

Die bekanntesten Ausgleichspositionen sind der herabschauende Hund (Downward Facing Dog, Adho Mukha Svanasana) und die Rückenlage (Pentacle, Shavasana). Aus der Brettposition verlagerst du das Gewicht nach hinten und hebst dein Becken an. Hände und Füße haben festen Bodenkontakt. Der Blick geht zum Bauchnabel. Hier kannst du Beine, Schultern und Kopf lockern. Der herabschauende Hund empfiehlt sich vor allem nach Vorbeugen. Die Rückenlage neutralisiert und fördert das Nachspüren.

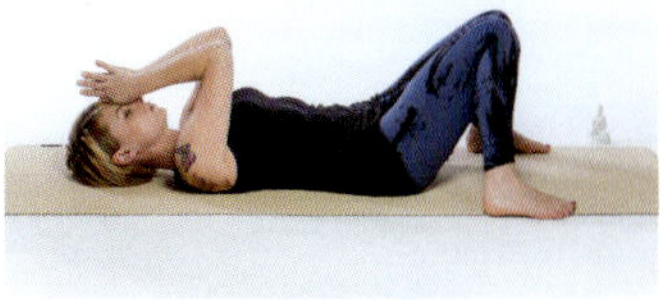

Halte diese Asanas 1 Minute, am Ende der Stunde bis zu 10 Minuten oder länger.

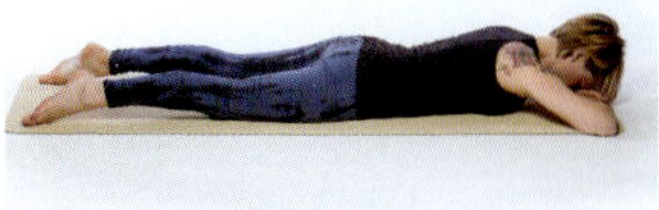

Alternativen

- Langsames Absenken der Beine in Rückenlage (Leg Raises)
- Bauchlage (Resting Forward Pose)
- Rückenlage mit aufgestellten Beinen, die Knie berühren sich (Resting Pose).
- Beide Knie heranziehen zum Päckchen (Folded Pose, Apanasana), hin und her rollen oder zum Scheibenwischer zu einer Seite ablegen (Windshield Wiper).
- Gesäß sinkt auf die Fersen, Arme sind nach vorne gestreckt oder seitlich am Körper (Child's Pose).

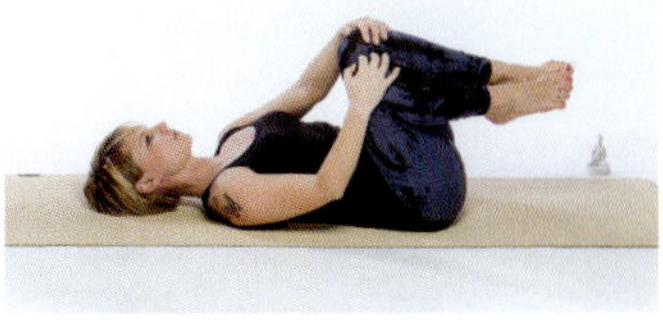

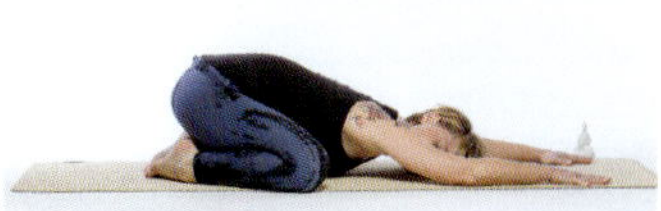

Ausgleichsposition

- Nach Gefühl die passende Ausgleichsposition wählen.
- Vor- und Rückbeugen gleichen sich aus.

Meridian- und Phasenzuordnung

- Die Ausgleichspositionen sprechen ebenfalls die Meridiane und somit auch die 5 Elemente an.
- Da bei Aktivierung die Meridiane gestärkt und bei Dehnung die Meridiane harmonisiert werden, ist es besonders wichtig, nach jeder Asana den Ausgleich zu finden.
- Die Achtsamkeit und das Nachspüren stehen im Vordergrund.

Wirkung

- Neutralisierend für Muskeln und Gelenke
- Ausgleichend für Körper und Geist
- Erzeugen Prana und bringen neue Energie.
- Wirken wohltuend nach den lang gehaltenen Asanas.
- Schaffen Raum, um nachzuspüren.

Kontraindikationen

- Bei Kopfschmerzen und Bluthochdruck sollte der Kopf immer über der Herzlinie sein.
- Akute Probleme im Bereich der Lendenwirbelsäule können Beschwerden in der Rückenlage auslösen. Hier besser die Beine aufstellen.
- Schwache Bauchmuskeln können beim langsamen Absenken der Beine dafür sorgen, dass sich der Lendenbereich vom Boden löst. Dann besser die Beine nacheinander ablegen oder die Knie beugen.

Mudras

Was sind Mudras?

Mudra ist ein Wort mit vielen Bedeutungen. Es wird auch als mystische Stellung der Hände, Symbol oder Siegel bezeichnet. – „Ein Siegel, das Freude bringt.“

Mudras sind Hand- und Fingergesten, die man seit Urzeiten kennt, die heilend wirken und zu körperlich-geistigem Wohlbefinden, innerer Ruhe sowie Ausgeglichenheit führen.

Unsere Hände

Die Hand ist eines der wichtigsten Instrumente aktiver Kommunikation zwischen uns und der Außenwelt. Wir nehmen etwas mit den Augen wahr, erhalten dadurch ein Bild und machen uns eine ungefähre Vorstellung davon. Das perspektivische Sehen erlaubt uns eine Einschätzung von Größe und Entfernung. Doch genauere Informationen und reale Größenverhältnisse erkennen wir erst, wenn die Dinge in unserer Reichweite sind und wir sie berühren können. Durch die Hände stellen wir den Kontakt zu ihnen her. Wir nehmen und geben mit vollen, offenen Händen und Armen. Wenn wir diesen Kontakt unterbrechen wollen, ziehen wir unsere Hände/Arme zurück. Mit den Händen weisen wir außerdem auf etwas hin, wir können mit ihnen Dinge beschreiben und unsere Gefühle zum Ausdruck bringen. Wer sich nicht mit den Händen ausdrücken und mit ihrer Hilfe seine Mitmenschen erfahren kann, entbehrt eines der wichtigsten Verständigungsmittel und beschränkt seinen eigenen Gefühlsreichtum.

Je flexibler unser Körper ist, desto flexibler ist auch unser Geist. Dies kann man in der Arbeit mit älteren Menschen besonders gut feststellen, die mit kleinen Fingerübungen geistig aktiv bleiben können, sowie auch bei Kindern, deren geistige Entwicklung dadurch beobachtet und gefördert wird (z. B. beim Logopäden).

Mudras im Yin Yoga

Wieso sollten wir dies also nicht nutzen? Im Yin Yoga werden über die Mudras die Meridiane und Chakras angesprochen, da einige Meridiane in unseren Händen beginnen oder enden. Auch der tiefere Sinn hinter dem jeweiligen Mudra kann eine wunderbare Ergänzung für die Yin-Yoga-Class sein. Gerade wenn die Gedanken noch nicht völlig zur Ruhe gekommen sind, kann dieses einzigartige Hilfsmittel eingesetzt werden.

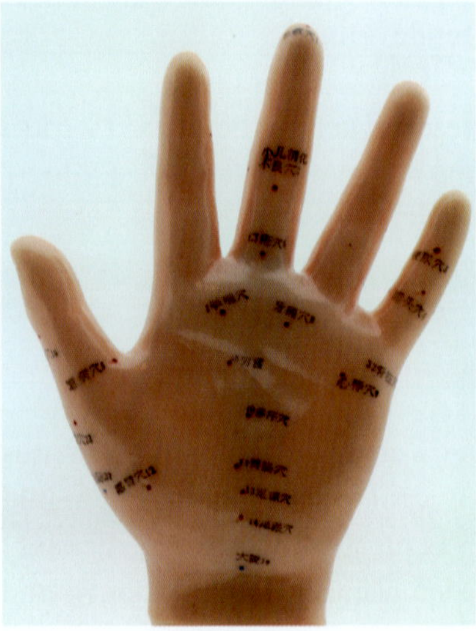

Die 5 Phasen

Auch für die Finger kann eine Verbindung zu den 5 Elementen hergestellt werden – somit schließt sich der Kreis wieder.

Finger	Element	Handinnenfläche (Sympathikusorgane)	Handrückseite (Parasympathikusorgane)
Daumen	Holz	Leber	Gallenblase
Zeigefinger	Feuer	Herz, Herzbeutel	Dünndarm, Dreifach-Erwärmer
Mittelfinger	Erde	Milz	Magen
Ringfinger	Metall	Lunge	Dickdarm
Kleiner Finger	Wasser	Niere	Harnblase

Mudras und die 5 natürlichen Elemente

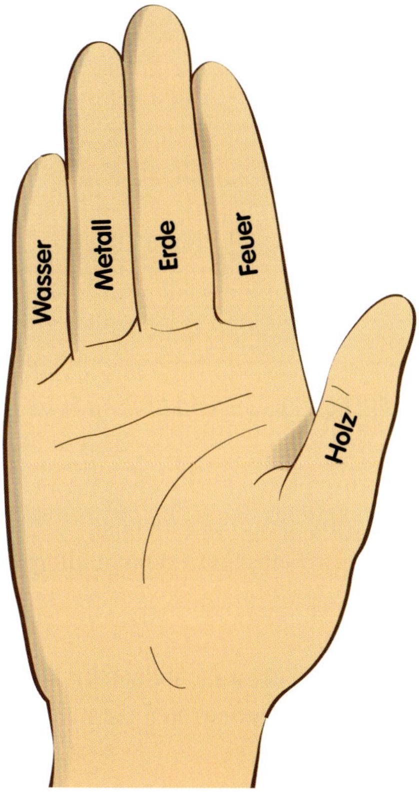

Erläuterung

Die rechte Hand wird als die starke, die göttliche Hand bezeichnet und die linke als Sitz des Ichs. Praktiziere die Mudras immer möglichst mit beiden Händen, um ein Gleichgewicht herzustellen.

Durch deinen Daumen kannst du dem jeweiligen Element entweder Energie zuführen oder ein Zuviel an Energie abfließen lassen. Um Energieüberschuss abfließen zu lassen, lege einfach den entsprechenden Finger an die Daumenwurzel. Möchtest du dem Körper mehr Energie zuführen, lege den Finger an die Daumenspitze.

Legst du beide Hände aneinander (Anjali Mudra), verbinden sich alle Elemente und es kommt zu einer automatischen Harmonisierung.

Wie werden Mudras während einer Yin-Yoga-Praxis richtig angewandt?

Die Atmung

„Solange der Atem im Leibe wohnt, ist Leben da.
Schwindet der Atem, so schwindet das Leben.
Daher lenke deinen Atem."

Hatha Yoga PRADÌPIKÀ, II, 3

Nach der chinesischen Heilmedizin ist die Lunge Sitz von Trauer und Melancholie – oder eben von deren Gegenteil: Freude!

Durch die Atmung lenken wir unser Prana (= Lebensenergie) und verbinden so Körper und Geist. Die Mudras unterstützen diese Verschmelzung. Mit zunehmender Praxis kann dieses Gefühl immer stärker wahrgenommen werden. – Selbst ratiopharm gibt mittlerweile Ratgeber zur Anwendung von Mudras an seine Kunden aus …

Negative Stimmungen lassen uns unruhig werden und die Atmung abflachen. Durch die Lenkung des Atems werden Körper und Geist gereinigt. Außerdem steigert sich die Konzentrationsfähigkeit und der Geist wird ruhiger.

Körperhaltung

Mudras können im Liegen, Sitzen und Stehen angewendet werden. Wichtig ist, eine angenehme Position zu finden, in der das Mudra entspannt gehalten werden kann. Eine Auswahl von Mudras findest du bei der Erklärung der Meridiane.

Affirmationen und Imaginationen

Lenke immer positive Energie in dein Mudra. Denn sind die Gedanken in einer negativen Energie, kann das Mudra auch nur schwer positiv wirken. Unsere Gedanken aktivieren die Selbstheilungskräfte. Darum nutze diese Energie – denke dich gesund! Gerade bei langjährigen Erkrankungen kann es sich unser Körper oft gar nicht mehr vorstellen, völlig gesund zu sein. Erlaube dir, dich wieder zufrieden, zentriert und glücklich zu fühlen. Schöne Bilder, positive Gedanken und eine aufrechte Körperhaltung sind hierfür die Grundvoraussetzungen.

Durch Bejahungen und Imaginationen wird das Gehirn aktiviert und die Wirkung der Mudras verstärkt. Sei kreativ und finde deine eigenen Affirmationen, die individuell auf dein Leben abgestimmt sind! Einige Beispiele dafür sind bei den Beschreibungen der Meridiane angeführt.

Weitere Einflussfaktoren

Für die Anwendung der Mudras und für deine Yin-Yoga-Praxis solltest du dir zunächst eine angenehme Atmosphäre schaffen. Dazu gehören ein sauberer, stiller Raum, in dem du dich gerne aufhältst, vielleicht auch passende Musik oder Düfte, denn diese wirken direkt auf das Stammhirn. Magst du Kristalle, Steine oder bestimmte Farben? Dann bau diese einfach in deine Umgebung ein. Sorge für ein angenehmes Raumklima und die richtige Temperatur. Wenn du magst, zünde eine Kerze an.

Zur Vorbereitung möchten wir dir eine kurze Handmassage empfehlen. Eine Minute reicht aus. Schüttle zunächst Arme und Hände locker aus. Dann reibe die Handinnenflächen kraftvoll aneinander. Massiere mit dem Daumen der einen Hand den Rücken der anderen. Massiere auch zwischen den Fingerwurzeln. Dann verschränke alle Finger ineinander, dreh die Handinnenfläche nach oben und strecke die Arme mit der Einatmung lang über Kopf. Ausatmend wieder lösen. Einige Male wiederholen.

Anwendung

Nicht alle Mudras können an einem Tag praktiziert werden. Beginne mit einem und steigere auf bis zu drei.

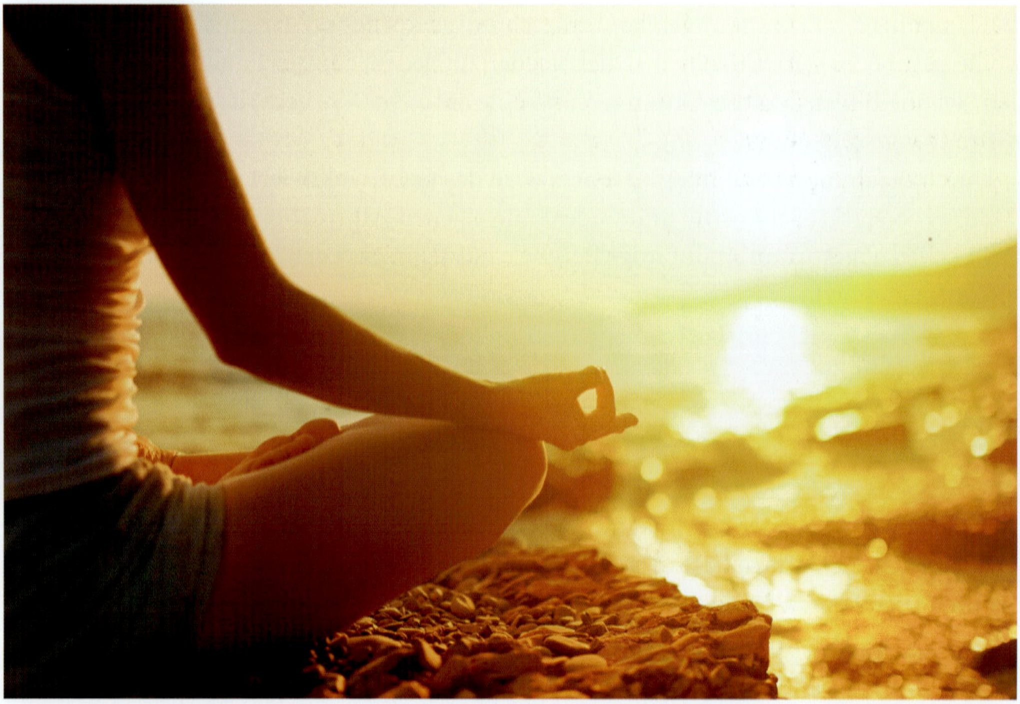

Wie kann ich die Mudras in die Yin-Yoga-Praxis einfließen lassen?

Du kannst die Mudras nutzen, wenn du eine Stunde praktizieren möchtest, die sich bewusst auf einen Meridian auswirkt, oder auch einfach, wenn dir der tiefere Sinn hinter dem Mudra gefällt oder er gerade in dein Leben passt. Eine weitere Möglichkeit ist, eine Elemente-Stunde zu gestalten – beispielsweise aufgebaut auf das Element Holz. Hier kannst du auf die Yin- und Yang-Aspekte des Holzes eingehen und die passenden Mudras anwenden, um die Wirkung der Asanas zu verstärken.

Die 5 Elemente – Wasser

Die besondere Stärke des Wasser-Elements ist die kraftvolle Ruhe, denn das Wasser ist Träger der Basis-Energie (Qi = Ki). In dieser Ruhe liegt die Kraft des Menschen und seiner Organe. Wasser ist somit die Grundlage aller Organe und der anderen Elemente, es durchdringt alles. Ein gesundes Wasser fördert die Gesundheit der vier weiteren Elemente, während ein geschwächtes Wasser zu deren Imbalance führen kann.

„Im Spiegel des Wassers erkennt man sein Gesicht,
und im Spiegel seiner Gedanken erkennt der Mensch sich selbst."

Bibelzitat

Nieren und Blase regeln nach dem chinesischen Verständnis das autonome Nervensystem, den Hormonhaushalt, die Funktion der Nebennierenrinde und die Sexualorgane.

Die Stärken des Wassers sind die Ruhe, ein starker Lebenstrieb und ein starker Wille. Menschen mit einem gesunden Wasser-Element sind ruhig, bedächtig, konsequent, ernsthaft, haben keine Angst, sind mutig ohne Wagemut, legen eine unbekümmerte Neugierde an den Tag, zeigen Interesse an allem Neuen und haben einen starken Körperbau (Knochen, Zähne). Die Haltung ist aufrecht und entspannt, die Haare haben einen seidigen Glanz, das Gehör ist gut. Mann und Frau haben eine lebendige Sexualität und Libido. Das untere Hara ist kraftvoll-elastisch.

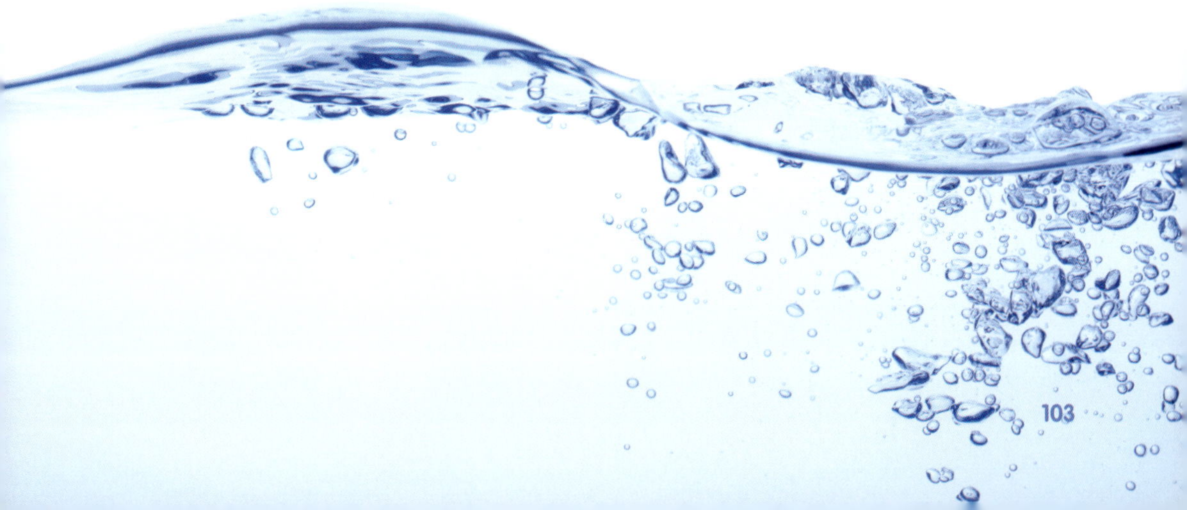

Die Richtung des Wassers geht nach unten, es stärkt den Kontakt zum Boden, verwurzelt und erdet. Diese Kraft ist ein Ausgleich für die nach oben gerichtete Kraft der Leber (Holz). Die Wasser-Kraft belebt die untere Körperhälfte (das untere Hara, das Becken, die Beine, Knie und Fußgelenke).

Eine akute Schwächung des Wassers kann sich zeigen als: „den Boden unter den Füßen verlieren" – Entwurzelung, „starr vor Angst sein" – Immobilität, „sich vor Angst in die Hose machen" – überstarke energetische Abwärtsbewegung.

Die Emotion des Wassers ist die Angst, die Reaktion in Krisensituationen das Zittern. Angst ist die häufigste Ursache für Daueranspannung im Wasser. Kurzfristig wirkende Angst aktiviert das Wasser, vor allem die Blasenenergie. Längerfristige Angst schädigt die Nieren-Energie.

Auch jedes andere Zittern im Körper weist auf eine Stimulierung des Wassers hin. Das Zittern bei Kälte will das Yang (die Wärme) des Wassers und des Menschen aktivieren. Kälte ist ein ausgeprägter Yin-Faktor, der Energieprozesse verlangsamt. Im gesunden Menschen jedoch regt von außen einwirkende Kälte das Feuer (Yang) der Nieren an.

Der Mensch entwickelt eine Vorliebe für die dunkelblaue oder schwarze Farbe, wenn er sein Wasser-Element harmonisieren möchte.

Der salzige Geschmack stimuliert das Yang der Nieren und wärmt den Körper. Der Mensch liebt Salziges, wenn er sich in einer Situation befindet, die überdurchschnittliche körperliche oder geistige Anstrengung erfordert (zur vorübergehenden Stärkung des Yang im Wasser).

Nieren und Blase lieben Aktivität und Ruhe in richtiger Dosierung. Physische Aktivität stärkt das Yang der Nieren. Ruhe fördert das Yin der Nieren.

Nieren lieben eine gesunde Ernährung. Zu viel Süßes, zu viel Essen generell oder aber andauerndes Hungern schwächen die Nieren.

Das Wasser liebt die Freude im/am Leben, weil Freude die Nieren entspannt und sie ihre Energie ökonomisch nutzen lässt.

Dauerstress, Angst, unregelmäßiger Lebensstil, Schlafmangel, Dauerlärm, Dauerberieselung durch Licht, zu viel Sex, Drogen, Alkohol, zu viel Kaffee/Tee erschöpfen das Wasser.

Nierenmeridian (N) – Yin

Element: Wasser

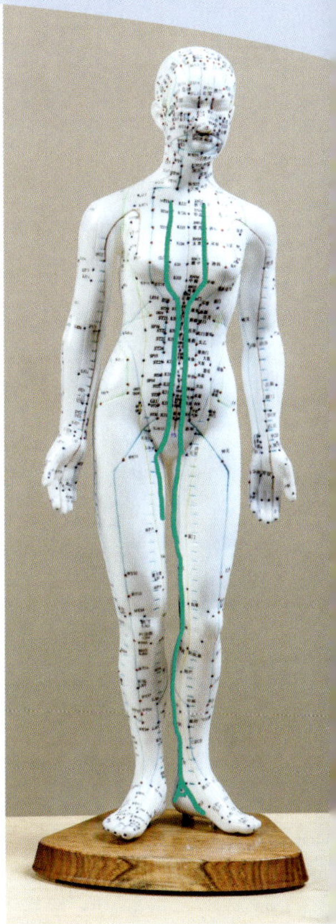

Er erzeugt die Fortpflanzungsenergie, denn nach den chinesischen Schriften ist die Nierenessenz die Wurzel des Lebens, d. h., sie regiert Geburt, Entwicklung und Reifung eines Menschen, indem hier Lebenseindrücke gespeichert werden.

Verlauf:
Er beginnt in einer Vertiefung in der Mitte der Fußsohle, zieht sich über den Rist um den inneren Knöchel, an der inneren Seite des Unterschenkels entlang zur Kniekehle und weiter zum Oberschenkel, über das Schambein, über den Bauch zur Brust und endet unter dem Schlüsselbein.

Aufgaben des Nierenmeridians
- Energielager für den ganzen Körper, vor allem auch für vererbte Energien unserer Vorfahren
- verantwortlich für Lebendigkeit und Vitalität
- Kontrolle der Sekretion von Hormonen
- Stärkung der Widerstandsfähigkeit gegen Stress
- beeinflusst die Sexualenergie.

Yin-Yoga-Übungen
1. Schmetterling
2. Kamel
3. Liegende Katze
4. Position des Kindes
5. Stehende Vorbeuge

1

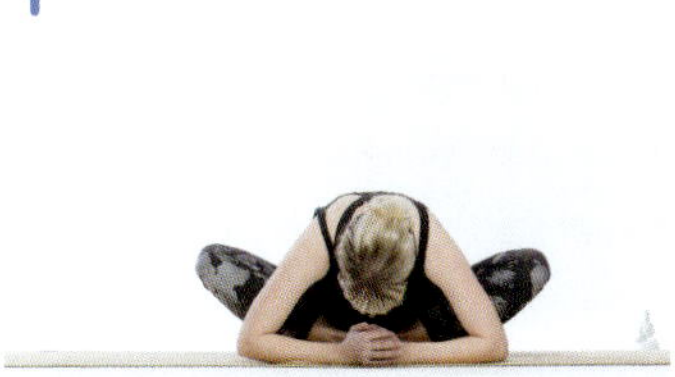

2

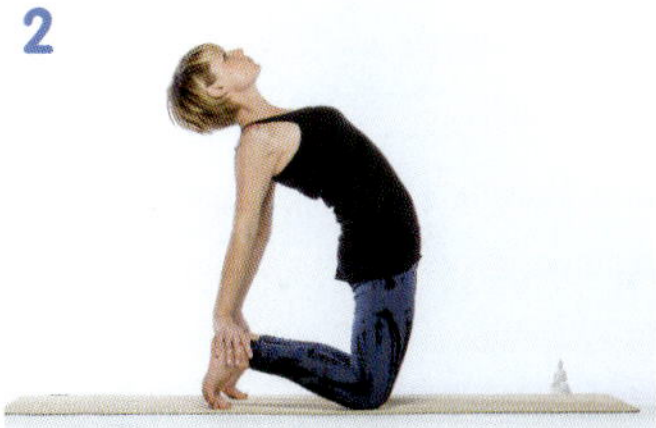

3

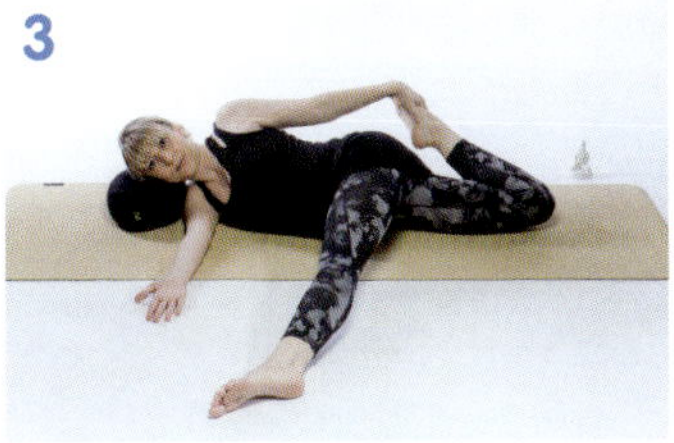

4

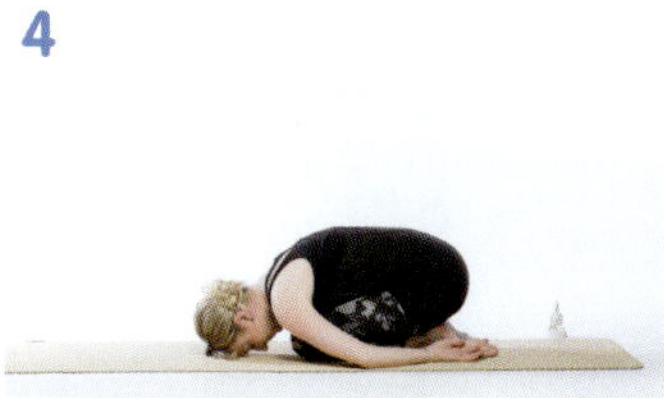

5

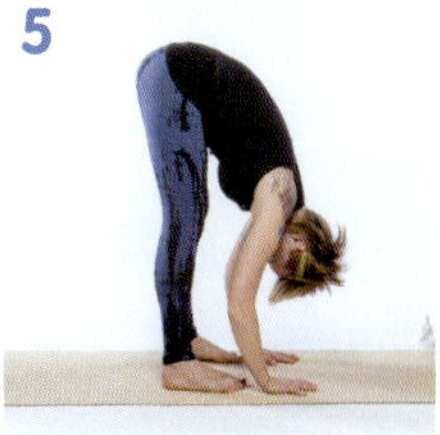

6. Frosch
7. Drache mit den Unterarmen am Boden und tief in der Hüfte oder im Spagat
8. Glückliches Baby
9. Beinstreckung
10. Schnürsenkel
11. Sphinx und Robbe
12. Schwan und schlafender Schwan
13. Hocke
14. Libelle
15. Sattel
16. Quadrat
17. Fisch

6

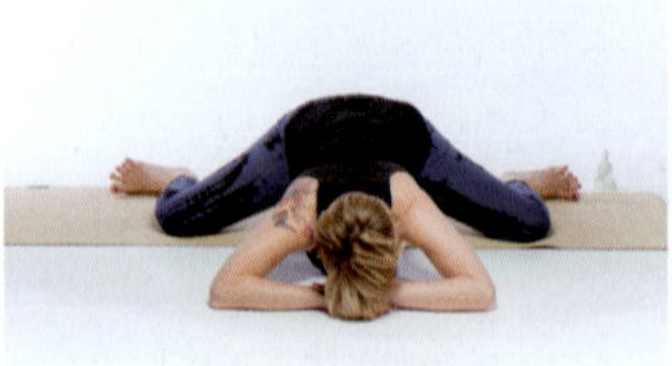

7

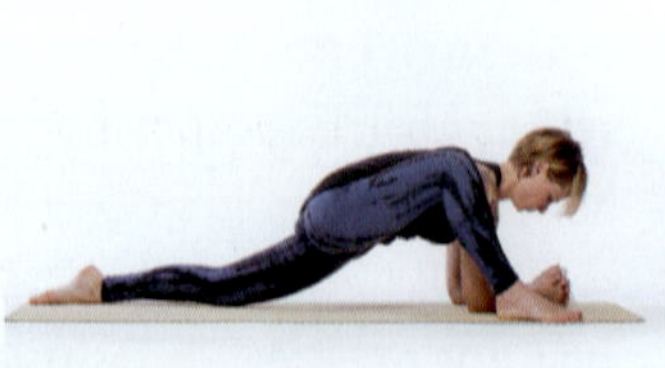

8

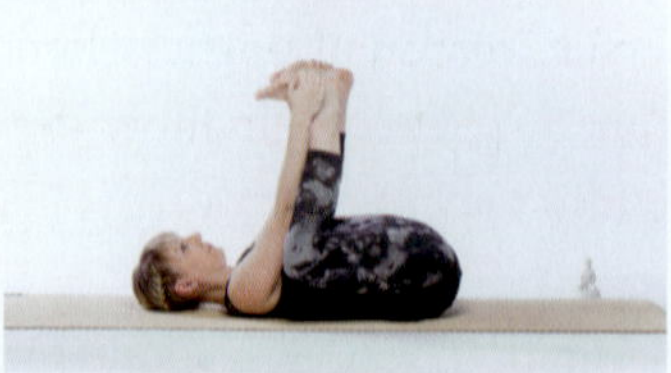

9

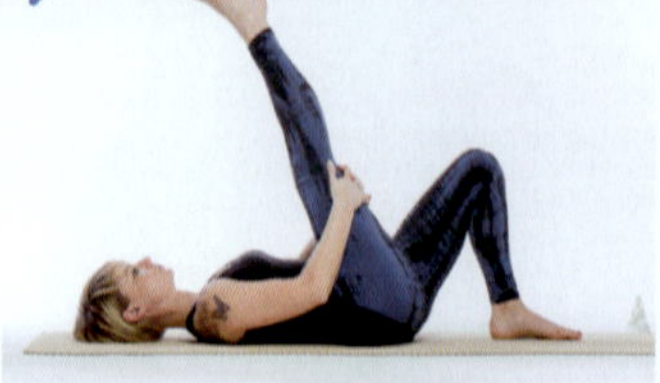

10

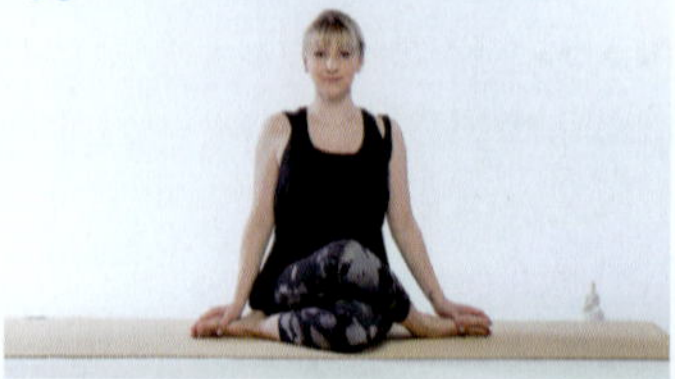

11

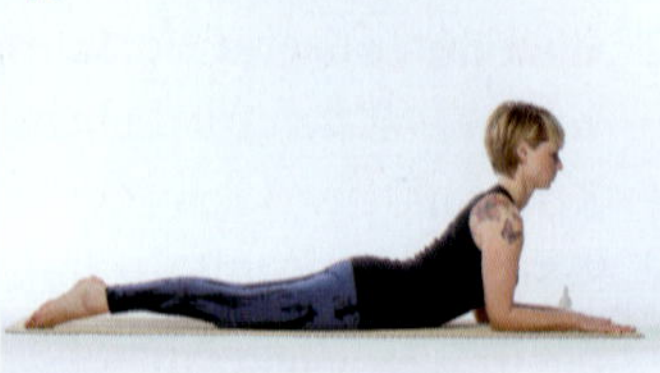

12

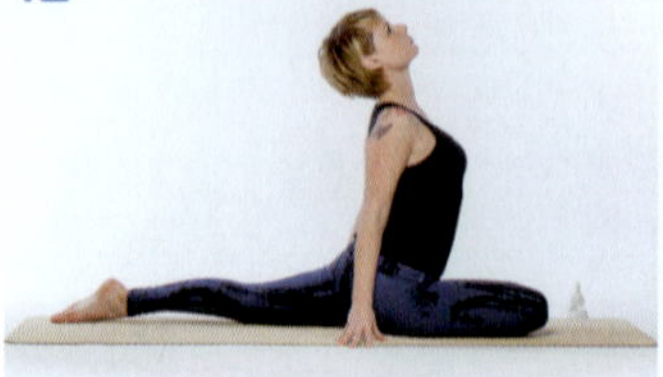

13

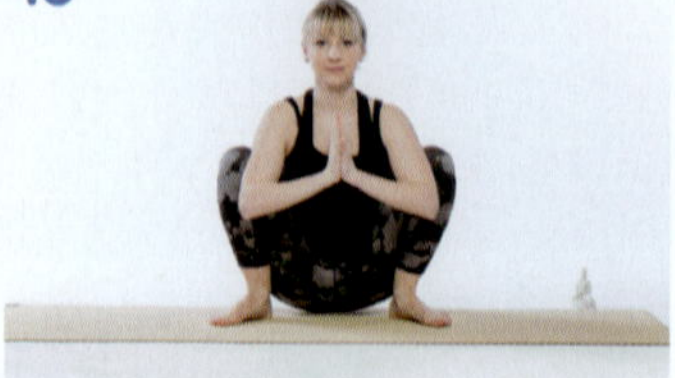

14

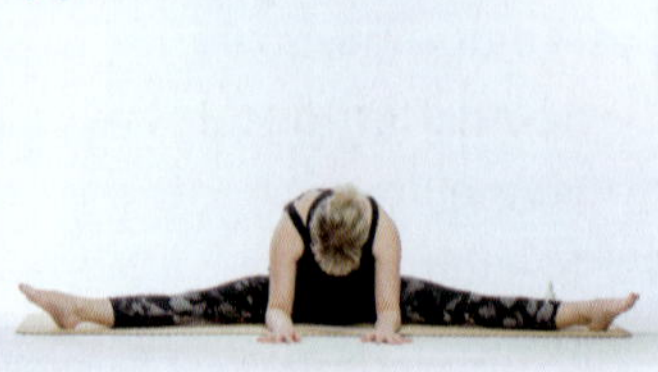

15

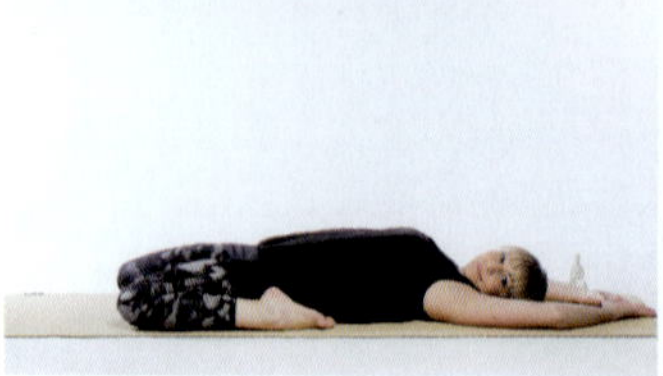

16

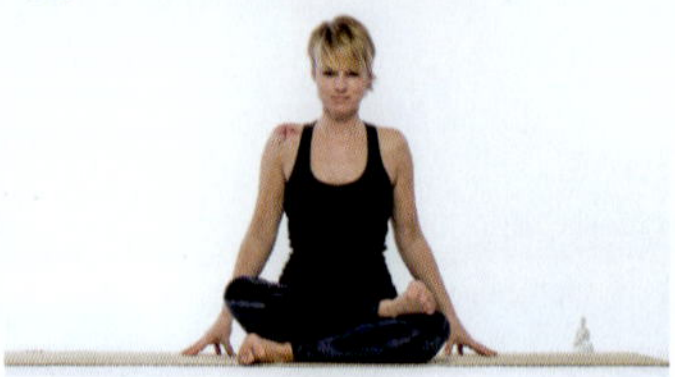

17

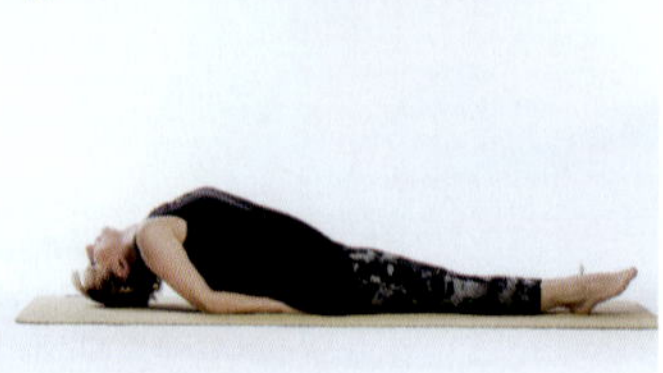

Störungen in diesem Meridian führen zu:

Beschwerden beim Harnlassen, Nierenentzündung und anderen Nierenerkrankungen, gynäkologischen Erkrankungen, Kältegefühl, Erkältung mit Fieber, Störungen der Blutzirkulation, Harnröhren- und Blasenentzündung, Rachenbeschwerden, Bluthochdruck, Rheumatismus, Erkrankungen der Verdauungsorgane, Kreuzschmerzen, Blässe, schneller Erschöpfung, Pessimismus, Angst, Unsicherheit.

Mudra

Lege den Daumen an die Spitze des kleinen Fingers, um dem Meridian neue Energie zu geben.
Lege den Daumen an die Wurzel des kleinen Fingers, um den Meridian zu harmonisieren.

Organuhr

Beschwerden aktiv zwischen:
05.00-07.00 Uhr (min. Energiefluss) oder
17.00-19.00 Uhr (max. Energiefluss)

Affirmation

„Ich treffe zielsichere Entscheidungen und stehe fest im Leben."
„Ich öffne mich dem natürlichen Fluss des Lebens und vertraue."

Weitere Zuordnungen

Jahreszeit: Winter
Tageszeit: Nacht
Gefühl: Angst (Seufzen, Stöhnen)
Sinnesqualität: Hören
Geschmacksqualität: salzig
Sinnesorgan: Ohr
Farbe: Schwarz
Chakra: Sakralchakra
Muskel: Psoas, oberer Trapezius, Iliacus

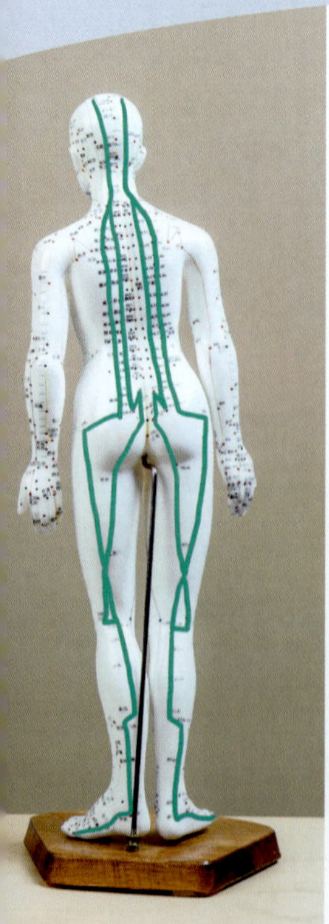

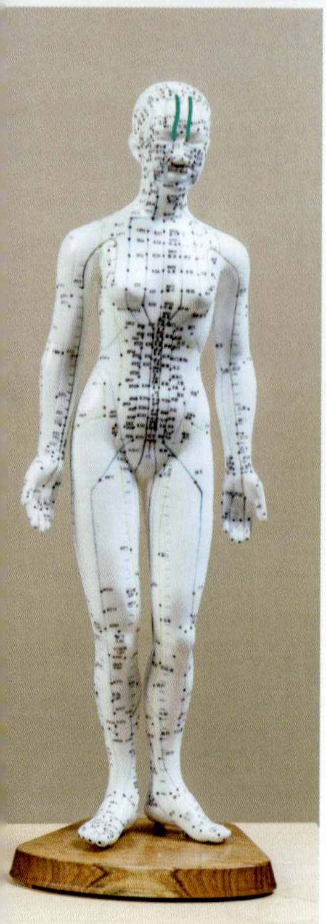

Harnblasenmeridian (B) – Yang

Element: Wasser

Er ist zuständig für die Ausscheidung von Schlacken mit dem Urin und für das Gleichgewicht der Körperflüssigkeiten. Er steht in enger Beziehung zum vegetativen Nervensystem und zum Hormondrüsenhaushalt.

Verlauf:

Er beginnt am inneren Lidwinkel, führt über den Scheitel und den Hinterkopf zur Rückseite des Körpers, läuft parallel zur Wirbelsäule über die Beinrückseite nach unten und hinter dem Außenknöchel an der lateralen Fußseite entlang zum kleinen Zeh.

Aufgaben des Blasenmeridians

- Steuert die Speicherung und Ausscheidung des von den Nieren kommenden Urins durch die Blase.
- zuständig für das Gleichgewicht der Körperflüssigkeiten.
- einzelne Punkte des Meridians kontrollieren auch die inneren Organe.

Yin-Yoga-Übungen

1. Öffnende Herzstellung
2. Schmetterling
3. Kamel
4. Raupe
5. Position des Kindes
6. Stehende Vorbeuge
7. Drache mit aufgestützten Händen und tief in der Hüfte oder im Spagat
8. Liegender Twist
9. Sattel
10. Schnürsenkel
11. Schwan und schlafender Schwan
12. Sphinx und Robbe
13. Quadrat mit Vorbeuge
14. Hocke
15. Libelle
16. Schnecke

1

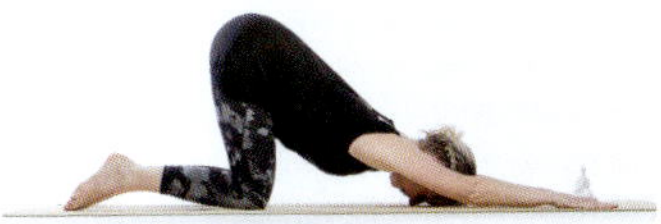

2

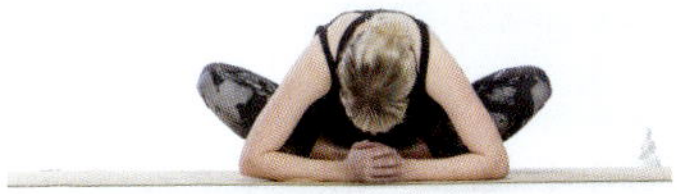

3

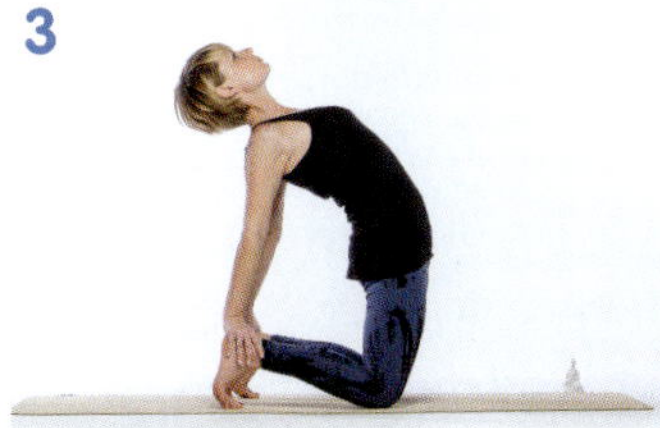

4

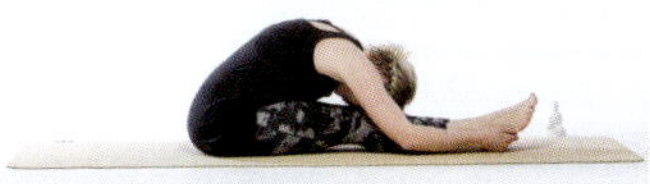

5

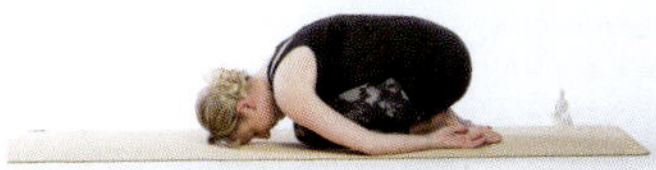

6

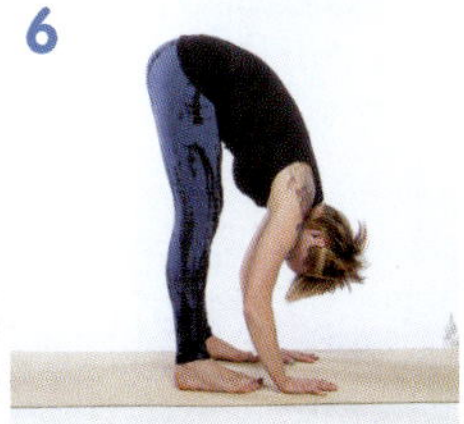

7

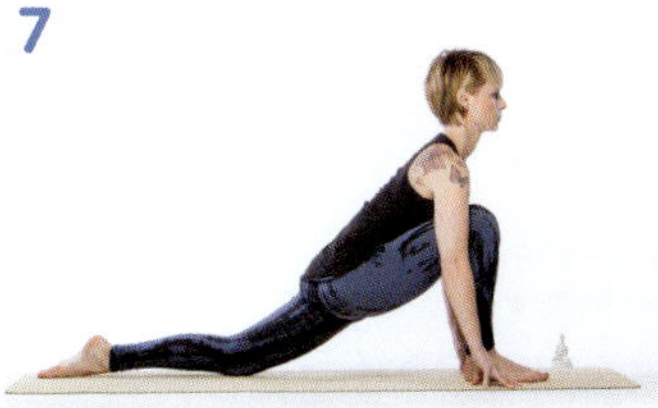

8

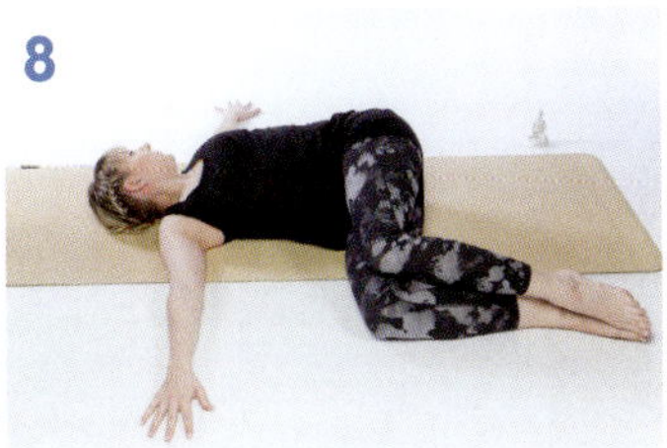

9

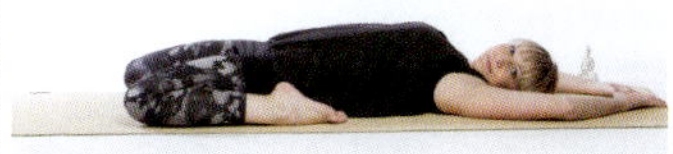

10

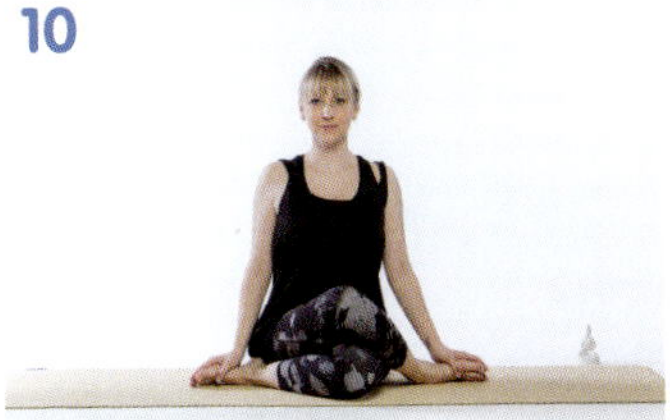

11

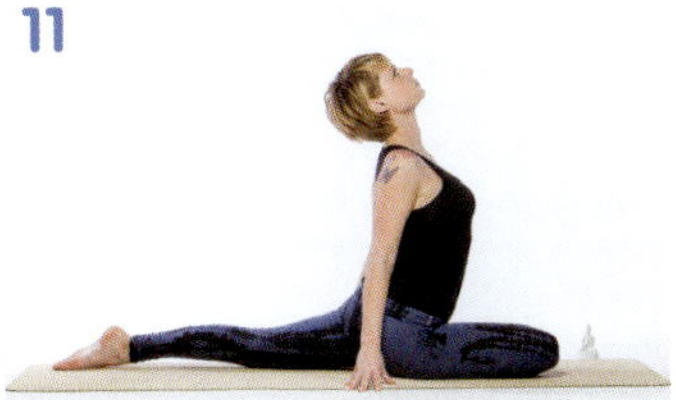

12

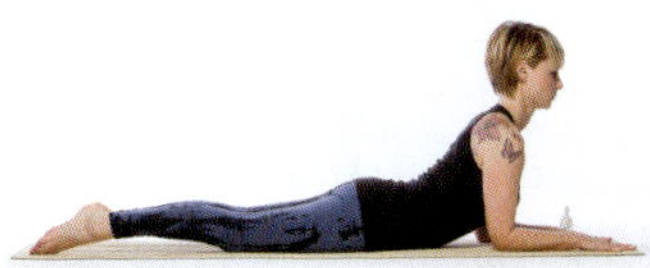

13

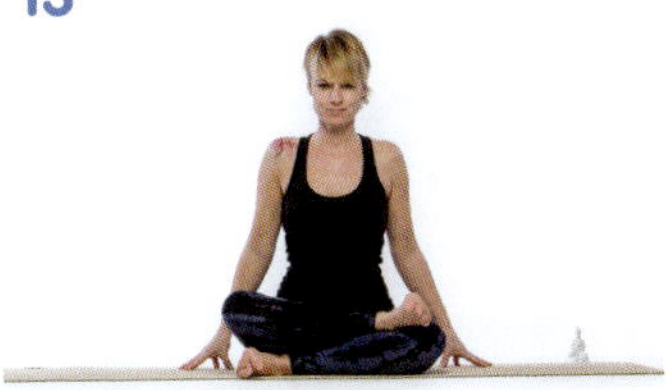

14

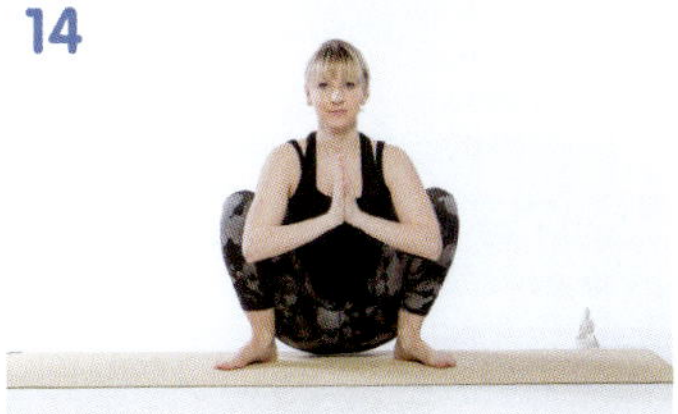

15

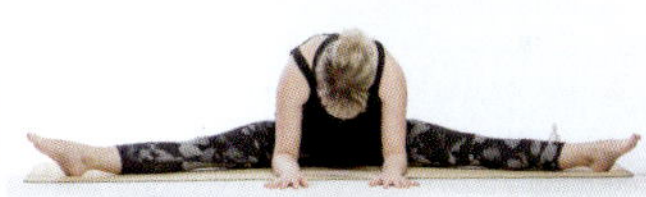

16

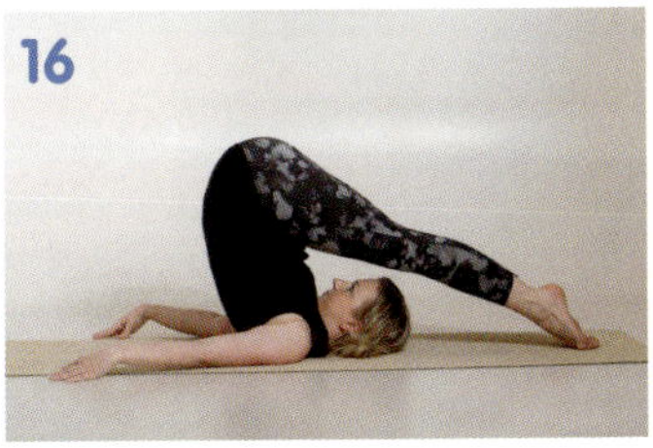

Störungen in diesem Meridian führen zu:

Erkrankungen des Nervensystems, Hinterkopfschmerzen, Bewusstlosigkeit, Schwindel, Lähmungen, Bluthochdruck, Zittern, Erkältung, Rheuma, Rückenschmerzen, allen Fiebererkrankungen. Aufgrund der vielen Verbindungspunkte zu den anderen Meridianen auch zu Schmerzen und Erkrankungen des Brustkorbes, Erkrankungen des Herz-Kreislauf-Systems, Lebererkrankungen, Augenerkrankungen, Muskelschmerzen, Gallenblasenerkrankungen, Milz- und Magenerkrankungen, Nieren-, Dünndarm- und Dickdarmerkrankungen, Willensschwäche, Unsicherheit und Angst, Nervosität.

Mudra

Lege den Daumen an die Spitze des kleinen Fingers, um dem Meridian neue Energie zu geben.
Lege den Daumen an die Wurzel des kleinen Fingers, um den Meridian zu harmonisieren.

Organuhr

Beschwerden aktiv zwischen:
15.00-17.00 Uhr (max. Energiefluss) oder
03.00-05.00 Uhr (min. Energiefluss)

Affirmation

„Ich fühle mich vollkommen sicher, behaglich und wohl.“

Weitere Zuordnungen

Jahreszeit: Winter (Kälte)
Tageszeit: Nacht (dunkel)
Sinnesqualität: Hören
Sinnesorgan: Ohr
Gefühl: Angst, Sicherheitsgefühl
Geschmacksqualität: salzig
Farbe: Schwarz, dunkles Blau
Chakra: Sakralchakra
Muskel: Peroneus, Sacrospinalis, Tibialis anterior und posterior

Die 5 Elemente – Feuer

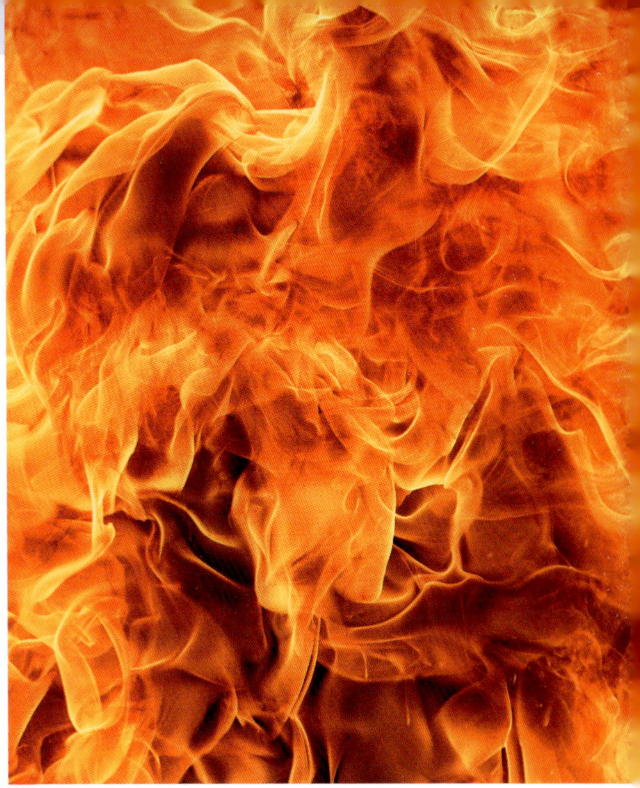

Das Feuer ist das große oder alte Yang (die Weiterentwicklung des jungen oder kleinen Yang des Holzes). Das Wesen des Feuers ist aktiv, frei und funkelnd lebendig.

In unserer Gesellschaft besteht die Gefahr der Überstimulierung des Feuers durch Genussmittel, Medienkonsum, Kommunikationsmittel etc.

Die Stärken des Feuers sind:

- Ruhe und Harmonie, ruhige Freude und ein klarer, wacher Geist als Ausdruck der ruhigen Kraft des Feuers.
- Das Herz ist in gelassener Resonanz zu den anderen Organen und in Beziehung zu anderen Menschen. Liebe ist ein positiver Aspekt des Feuers.
- Intelligenz, rasche, klare Auffassungsgabe, Offenheit für Neues, ein schöner, guter Schlaf.
- Die Sprache ist ruhig und klar.

Der unmittelbare Ausdruck des Feuers ist das Lachen, denn die Emotion des Feuers ist die Freude. Erlebte Freude wirkt auf das Feuer im Menschen. So unterschiedlich wie die Freude kann auch das Feuer sein: Es kann sanft glimmen und hell lodern, es kann Funken schlagen und alles verzehren. Wenn das Feuer zu stark brennt, kann es sein, dass der Mensch fanatisch wird und dass das innere Brennen seine Lebenskraft verzehrt. Die echte Freude des Herzens zeichnet sich aus durch eine innere Zufriedenheit mit dem Leben, wie es ist.

Die Energie des Herzens zeigt sich im Gesicht. Ist Shen (der Geist des Feuers) gesund, hat das Gesicht einen ganz leichten roten Schimmer, es ist strahlend und leuchtend; ein sehr rotes oder ein sehr blasses Gesicht weist auf eine Imbalance im Feuer hin. Die Nasenspitze spiegelt den Zustand des Feuerelements wider.

Wenn der Geist des Feuers gesund und kräftig ist, bewirkt er im Menschen ein harmonisches Zusammenspiel der Gefühle, innere Ausgeglichenheit und Klarheit im Denken, Tun und Reden. Ein ausgeglichenes Feuer sorgt auch für einen gesunden Schlaf.

Der bittere Geschmack stimuliert das Feuer und fördert die Yang-Aspekte (Kaffee regt das Herz und den Kreislauf an). Zu viel bitterer Geschmack kann das Feuer überstimulieren und erschöpfen und trocknet den Körper aus. Wenn etwas gegrillt, geröstet, getoastet wird, entsteht verbrannter Geruch, der das Feuer belebt. Die belebende Wirkung des Kaffees ist daher nicht nur eine Folge des Koffeins, sondern auch des Röstens.

Der Sommer zeigt die Feueraspekte am deutlichsten: Die biologische Aktivität in der Natur ist sehr stark (Pflanzenwachstum etc.). Hitze stimuliert nicht nur den Menschen, sondern auch alle biochemischen Reaktionen in der Natur. Ein angenehmes warmes Klima regt den Körper und die Seele an. Große Hitze kann den Yang-Aspekt allerdings überstimulieren und übergroße Hitze lässt alle Aktivitäten sehr mühsam werden. Hitze in unserem Körper kann Ausdruck von Krankheit sein (sie kann aber auch von außen oder von anderen Elementen stammen).

Rot ist die Farbe des Feuerelementes – eine sehr lebendige, warme Farbe, die Farbe des Herzens und des Blutes (der flüssige Ausdruck des Shen). Der Zustand der Blutgefäße, welche das Blut transportieren, die Durchblutung aller Regionen und der Blutdruck werden vom Feuer reguliert. Da so auch Wärme weitergeleitet wird, trägt das Feuer überdies zur richtigen Körpertemperatur bei.

Gehen harmonisiert und beruhigt das Feuer und ist besonders günstig, wenn die Yin-Ruhe schwach ist. Das Feuer wird gerne angeregt durch freudiges Erleben, Tanzen, Kaffee und Tee.

Herzmeridian (H) – Yin

Element: Feuer

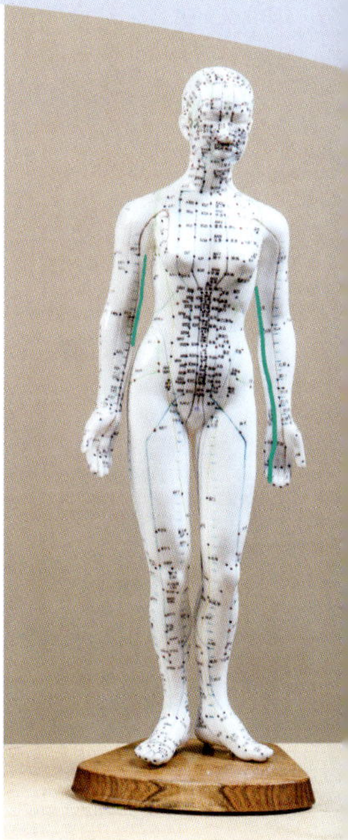

Herz, Seele, geistige Funktion, Gefühle/Denken, die 5 Sinne, Blutzirkulation.

Verlauf:

Er beginnt in der Achselhöhle, führt über den inneren Oberarm, den inneren Unterarm und endet am inneren Nagelwinkel des kleinen Fingers.

Aufgaben des Herzmeridians

- Sitz der Persönlichkeit
- leitender Beamter, Wurzel allen Lebens
- verleiht innere Festigkeit und emotionales Gleichgewicht
- regiert den Geist
- Fließen Herzenergie und Chi harmonisch, kann der Mensch im richtigen Maß auf seine Umgebung reagieren, ohne sich selbst zu verlieren.

Yin-Yoga-Übungen

1. Kamel, wenn durch die Öffnung des Brustkorbes die gestreckten Arme gedehnt werden.
2. Frosch, wenn die Arme nach vorne gedehnt werden
3. Liegender Twist, wenn ein Arm nach oben streckt
4. Sattel, wenn die Arme über Kopf sind
5. Halbmond mit den Armen über Kopf

1

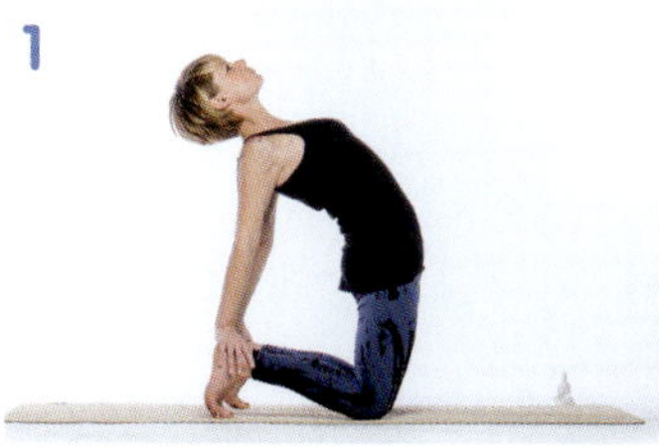

2

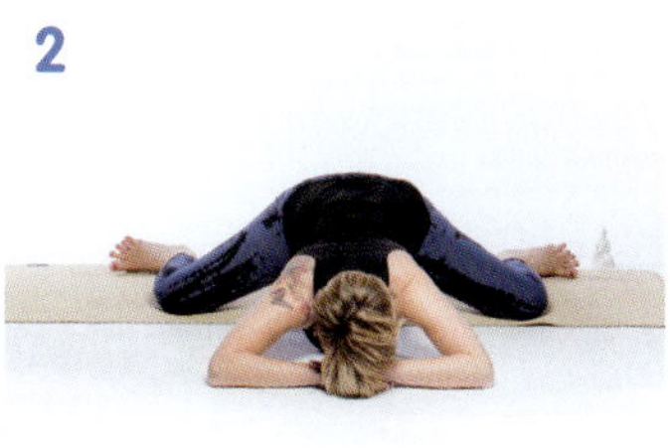

3

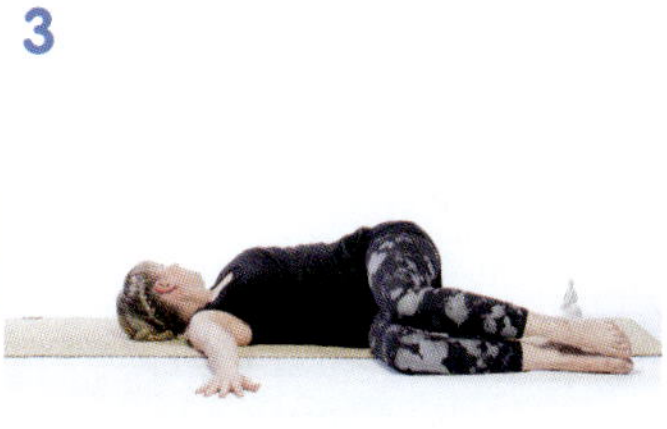

4

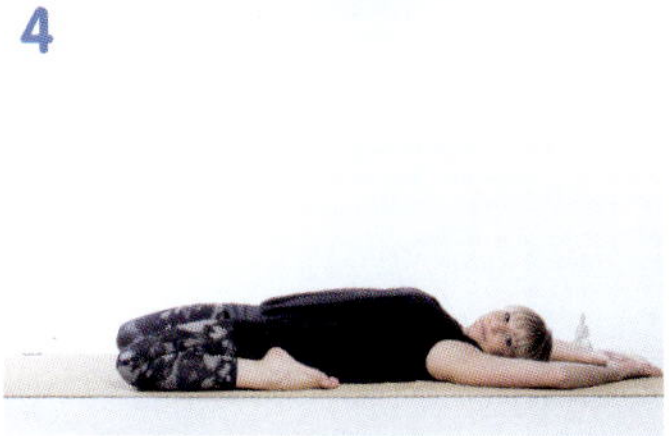

5

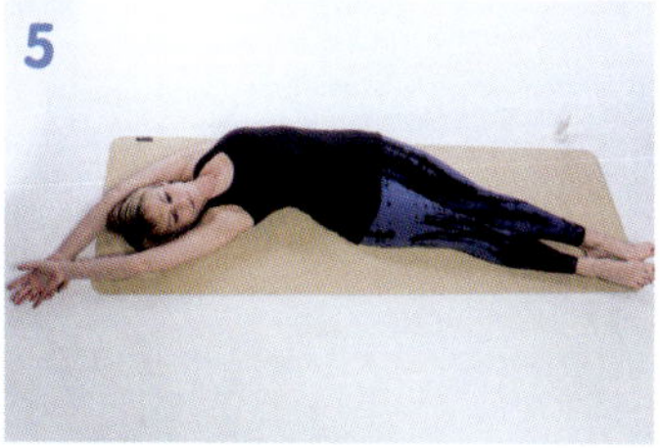

Störungen in diesem Meridian führen zu:

Oberarmschmerzen und Schmerzen am Schulterblatt, chronischen Erkrankungen (vor allem bei Kindern, Verdauungsstörungen, Magenerkrankungen), Milz- und Herzdefizit, Herzerkrankungen, Appetitlosigkeit, Übelkeit, Erbrechen, Epilepsie, Herzschmerzen und Fieber, Brustkorbschmerzen, Geisteskrankheiten, Unruhe, sehr starkem Träumen, Müdigkeit, Nervosität, Herzklopfen.

Mudra

Lege den Daumen an die Spitze des Zeigefingers, um dem Meridian neue Energie zu geben. Lege den Daumen an die Wurzel des Zeigefingers, um den Meridian zu harmonisieren.

Organuhr

Beschwerden aktiv zwischen:
11.00-13.00 Uhr (max. Energiefluss) oder
23.00-01.00 Uhr (min. Energiefluss)

Affirmation

„Lebensfreude ist mein Geburtsrecht. Ich entscheide mich für die Freude in meinem Leben und widme ihr meine ganze Aufmerksamkeit."
„Ich bin dankbar für alles Schöne, das mich erfüllt."

Weitere Zuordnungen

Jahreszeit: Sommer
Tageszeit: Mittag
Gefühl: Freude, Lust
Sinnesqualität: Sprechen
Geschmacksqualität: bitter
Sinnesorgan: Zunge
Farbe: Rot
Chakra: Herzchakra
Muskel: Subscapularis

Perikardmeridian, auch Kreislaufmeridian (KS) – Yin

Element: Feuer

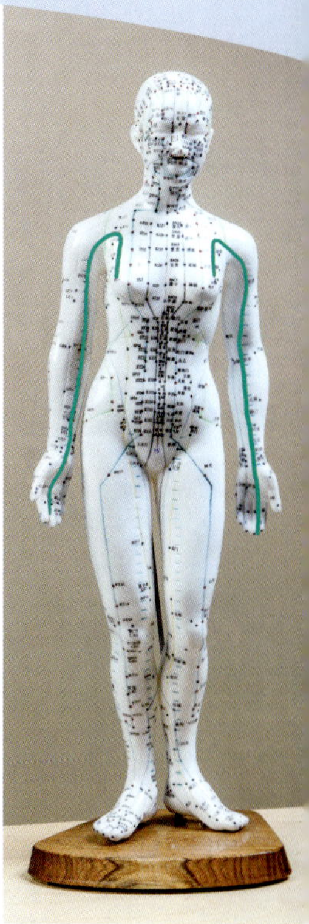

Dieser Meridian wird auch Herz-Regent-, Herzgouverneur-, Herzbeutel- oder Kreislauf-Sexualität-Meridian genannt. Der Herzbeutel hüllt das immerfort schlagende Herz ein. Daher wird er als „Beschützer des Herzens" bezeichnet und dient als Puffer für negative Erlebnisse.

Verlauf:

Er beginnt seitlich der Brustwarze, führt an der Innenseite des Oberarms über das Handgelenk bis zur Handinnenfläche und endet an der Fingerspitze des Mittelfingers.

Aufgaben des Kreislaufmeridians

- Sorgt für ausreichende Durchblutung
- reguliert die Versorgung und Ausscheidung
- transportiert alle wichtigen Substanzen
- stimuliert die Funktion der Hormondrüsen und wirkt damit auf die Sexualität
- Zirkulation
- Aktivität
- Schutz
- fördert die Beziehungsfähigkeit.

Yin-Yoga-Übungen

1. Kamel, wenn durch die Öffnung des Brustkorbes die gestreckten Arme gedehnt werden
2. Frosch, wenn die Arme nach vorne gedehnt werden
3. Liegender Twist, wenn ein Arm nach oben streckt
4. Sattel, wenn die Arme über Kopf sind
5. Halbmond mit den Armen über Kopf
6. Rückbeuge

1

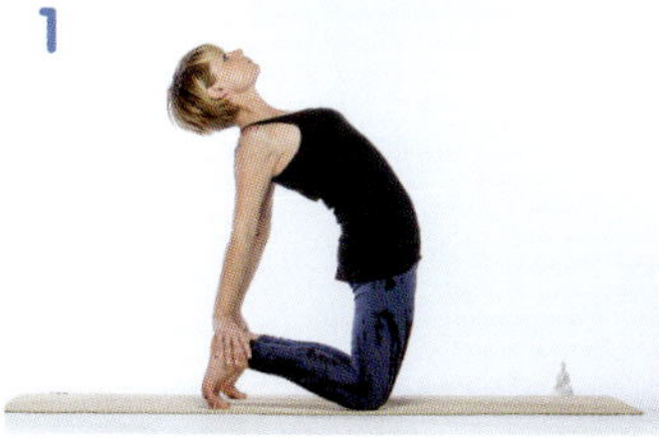

2

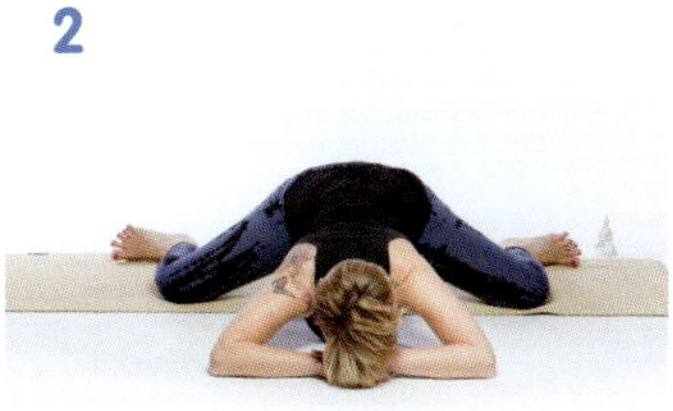

3

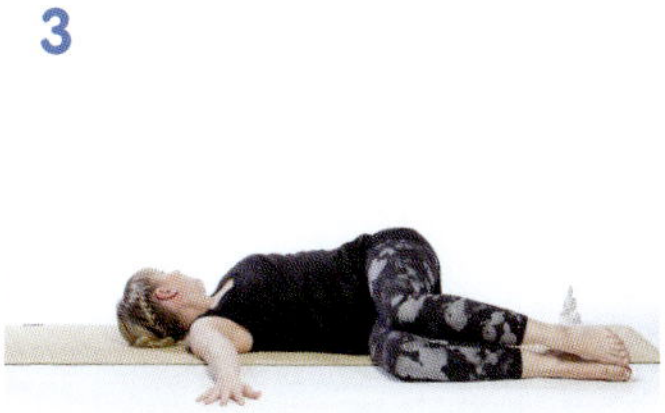

4 5 6

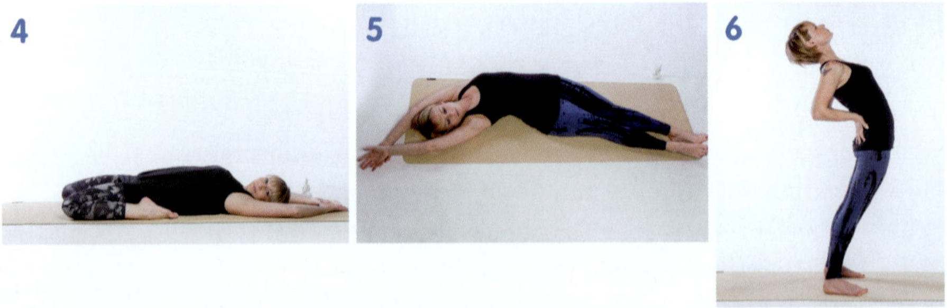

Störungen in diesem Meridian führen zu:
Schmerzen im Brustkorb, Herzerkrankungen, Müdigkeit, Bluthochdruck, Schlaganfall, Durchblutungsstörungen, Sodbrennen, Kurzatmigkeit, Herzklopfen und -rasen, Erschöpfung, sexueller Unlust, Unruhe, Nervosität, Überarbeitung und geistiger Überlastung, Schweißausbrüchen, Ödemen, Druck im Brustbereich, Schlaflosigkeit, Schwindel, Kältegefühl, Antriebs- und Gedächtnisstörungen.

Mudra
Lege den Daumen an die Spitze des Zeigefingers, um dem Meridian neue Energie zu geben. Lege den Daumen an die Wurzel des Zeigefingers, um den Meridian zu harmonisieren.

Organuhr
Beschwerden aktiv zwischen:
19.00-21.00 Uhr (max. Energiefluss) oder
07.00-09.00 Uhr (min. Energiefluss)

Affirmation
„Ich öffne mein Herz für die Liebe, die Liebe in mir, um mich herum und zu allem, was ist."

Weitere Zuordnungen
Jahreszeit: Sommer
Tageszeit: Mittag
Gefühl: Freude, Lust
Sinnesqualität: Sprechen
Geschmacksqualität: bitter
Sinnesorgan: Zunge
Farbe: Rot
Chakra: Herzchakra
Muskel: Subscapularis

Dienergefäß, auch Sympathikusmeridian oder Konzeptionsgefäß (Kg) – Yin

Element: Feuer

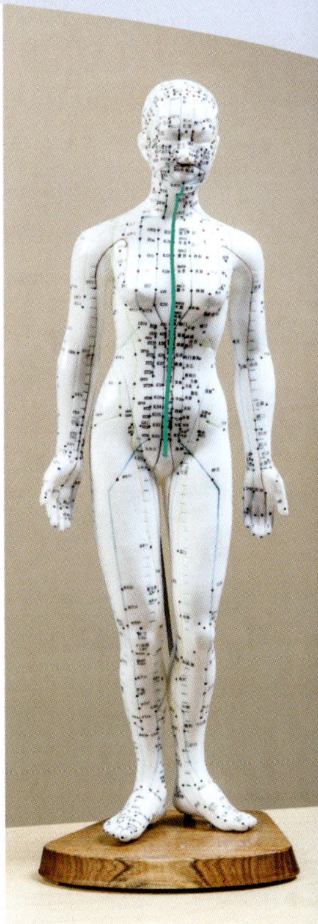

Der Name Konzeptionsgefäß drückt das Empfangende, das Weiche, das Innensein, das Passive und das Yin aus. Dieser Sondermeridian bezieht seine Energie aus sämtlichen Yin-Meridianen und versammelt sie im Unterleib.

Verlauf:

Das Dienergefäß (wie auch das Lenkergefäß) entspringt im Becken, geht gerade über Bauch und Brust nach oben bis zum Kinn. Es endet unter der Unterlippe.

Aufgaben des Dienergefäßes

- Dient zur Unterstützung verschiedener Organe, besonders der harnführenden und der Geschlechtsorgane.

Yin-Yoga-Übungen

1. Schmetterling
2. Kamel
3. Liegende Katze
4. Position des Kindes
5. Stehende Vorbeuge
6. Frosch

1

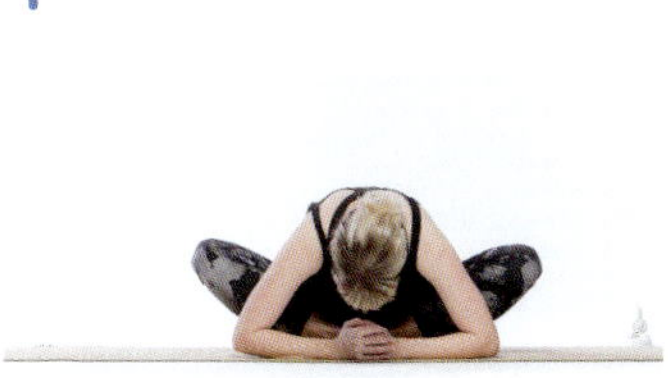

2

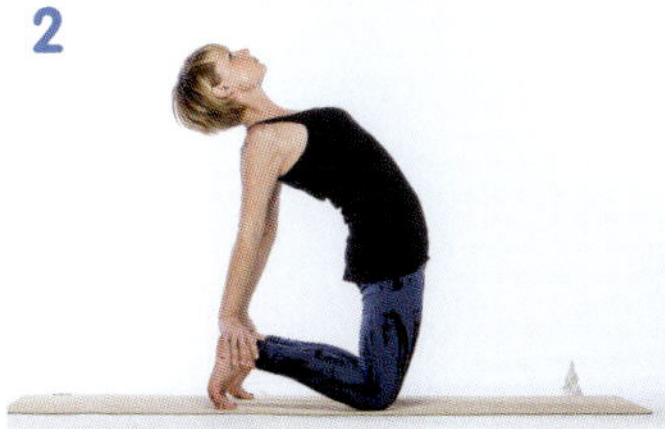

3

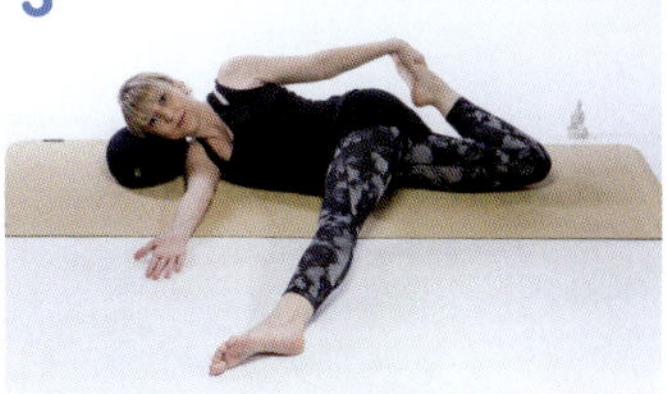

4

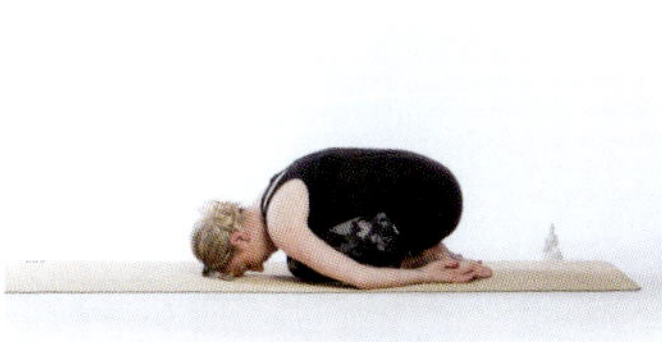

5

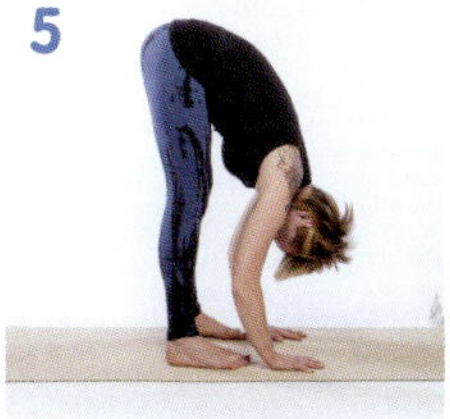

6

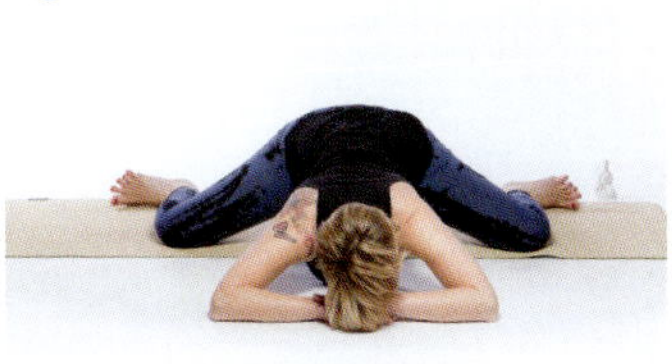

7. Drache mit den Unterarmen am Boden und tief in der Hüfte oder Spagat
8. Glückliches Baby
9. Beinstreckung
10. Schnürsenkel
11. Sphinx und Robbe
12. Schwan und schlafender Schwan
13. Fisch
14. Libelle
15. Sattel
16. Quadrat

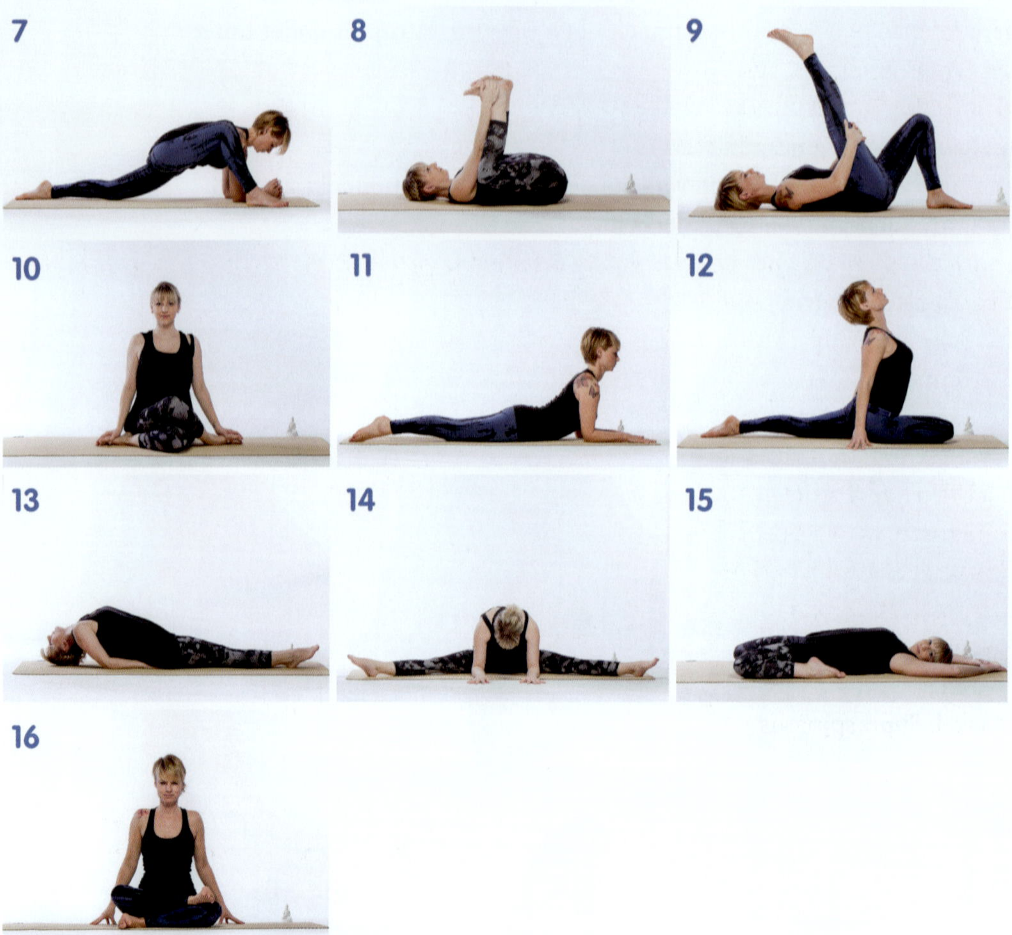

Störungen in diesem Meridian führen zu:

Schmerzen im Unterbauch, Kältegefühl, Menstruationsschmerzen, Halsschmerzen, Speiseröhrenerkrankungen, Herz- und Zwerchfellerkrankungen, Erkrankungen des Verdauungstraktes, Asthma, Erkrankungen der Bronchien, Stimmbandproblemen, Kehlkopfentzündung, Mandelentzündung, übermäßiger Speichelbildung, Mund- und Zahnerkrankungen, Gesichtslähmung, Nasen- und Augenerkrankungen, Kopfschmerzen, Epilepsie.

Mudra

Lege den Daumen an die Spitze des Zeigefingers, um dem Meridian neue Energie zu geben. Lege den Daumen an die Wurzel des Zeigefingers, um den Meridian zu harmonisieren.

Organuhr

Beschwerden aktiv zwischen:
19.00-21.00 Uhr (max. Energiefluss) oder
07.00-09.00 Uhr (min. Energiefluss)

Affirmation

„Ich verbinde mich mit der kosmischen Lebensenergie und lasse mich von ihr durchfluten und tragen."

Weitere Zuordnungen

Jahreszeit: Sommer
Tageszeit: Mittag
Gefühl: Freude, Lust
Sinnesqualität: Sprechen
Geschmacksqualität: bitter
Sinnesorgan: Zunge
Farbe: Rot
Chakra: Herzchakra
Muskel: Supraspinatus

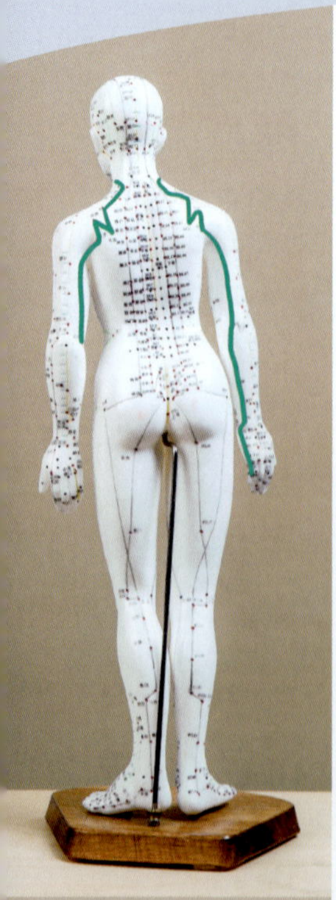

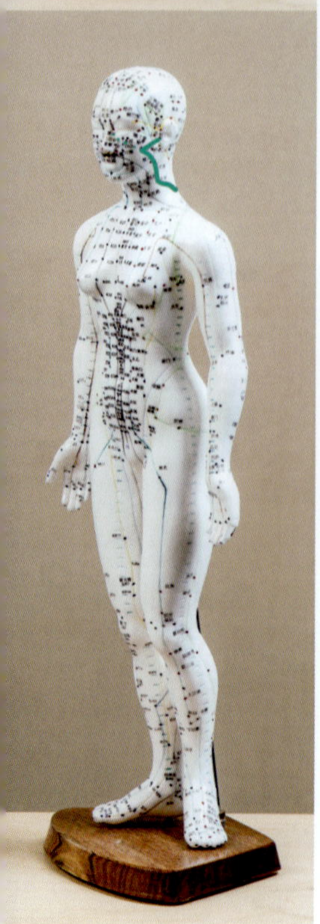

Dünndarmmeridian (Dü) – Yang

Element: Feuer

Er beeinflusst die Verdauung, Durchblutung, die geistig-seelischen Funktionen und den Stoffwechsel des gesamten Organismus. Er kontrolliert die Aufnahme der Gedanken.

Verlauf:

Er beginnt an der äußeren Spitze des kleinen Fingers, kreuzt die Handfläche und das Handgelenk. Von dort aus zieht er sich an der hinteren Seite des Unterarms über die Schulter und endet vor dem Ohr.

Aufgaben des Dünndarmmeridians

- Steuert die Verdauung und die Verteilung der Nährstoffe im gesamten Organismus.
- kontrolliert die Aufnahme der Gedanken.

Yin-Yoga-Übungen

1. Frosch
2. Liegender Twist, wenn ein Arm über Kopf gestreckt ist.
3. Asanas, bei denen die Daumen hinter dem Rücken verhakt und dann die Arme gestreckt werden.

1

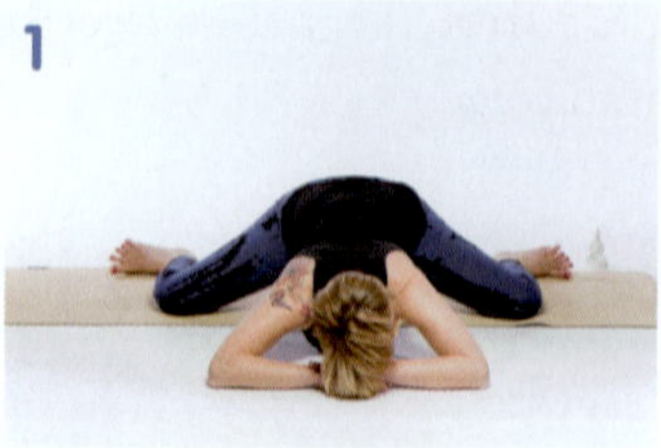

2

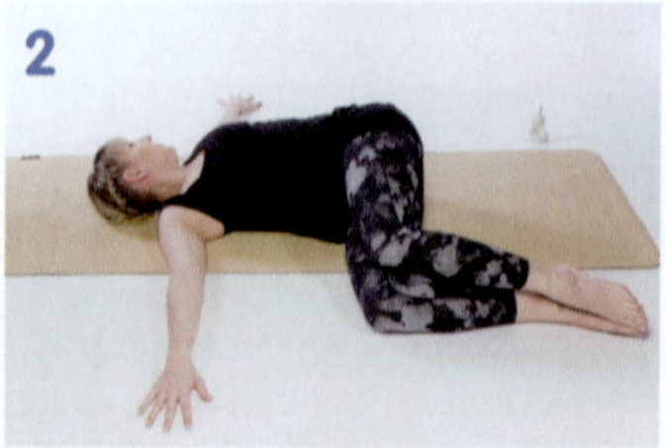

3

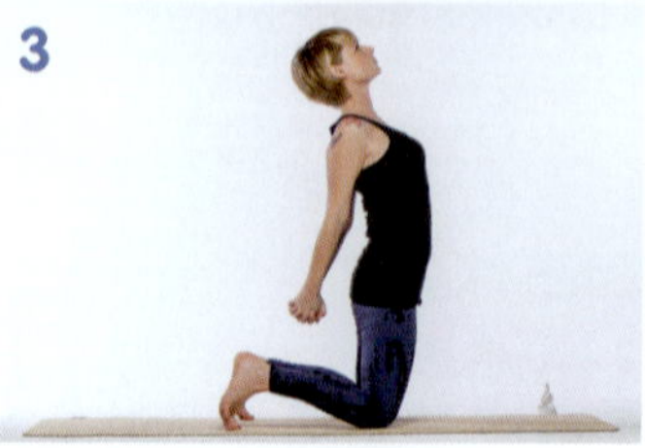

Störungen in diesem Meridian führen zu:

Rückenschmerzen, Nackenbeschwerden, Schlaganfall, Unterbauchschmerzen, Dünndarmerkrankungen, Brustdrüsenentzündung, Extremitätenkrämpfen, Augenerkrankungen, Kopfschmerzen, Schulterblattschmerzen, Brennen im Arm, Schmerzen bei großen Armbewegungen, Schmerzen an Fußsohle und Kopf, Ohrenschmerzen, Migräne, Nervenschwäche, Kritiksucht, eigener Unzufriedenheit.

Mudra

Lege den Daumen an die Spitze des Zeigefingers, um dem Meridian neue Energie zu geben. Lege den Daumen an die Wurzel des Zeigefingers, um den Meridian zu harmonisieren.

Organuhr

Beschwerden aktiv zwischen:
01.00-03.00 Uhr (min. Energiefluss) oder
13.00-15.00 Uhr (max. Energiefluss)

Affirmation

„Ich liebe und akzeptiere mich so, wie ich bin."

Weitere Zuordnungen

Jahreszeit: Sommer
Tageszeit: Mittag
Gefühl: Freude, Entschlossenheit
Sinnesqualität: Sprechen
Geschmacksqualität: bitter
Sinnesorgan: Zunge
Farbe: Rot
Chakra: Solarplexus-Chakra
Muskel: Quadrizeps, Bauchmuskeln

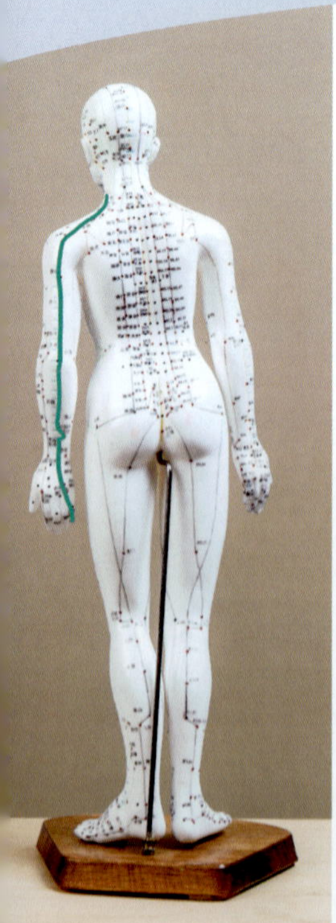

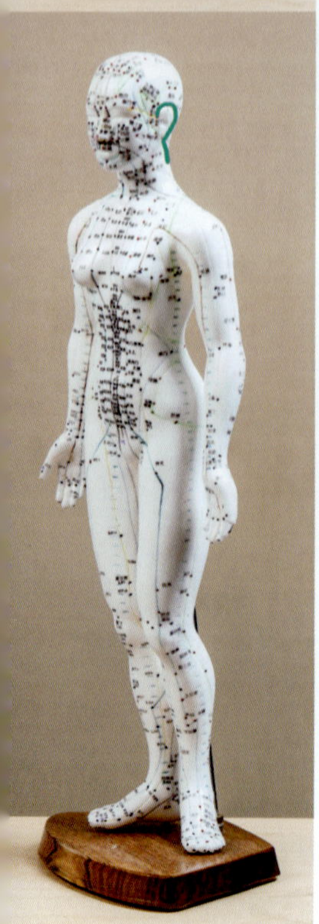

Dreifach-Erwärmer-Meridian (3E) – Yang
Element: Feuer

Man unterscheidet einen oberen, mittleren und unteren Erwärmer. Aufgabe des mittleren Erwärmers ist, Nahrung in Energie umzusetzen. Diese Energie gelangt über den oberen Erwärmer in die Lunge und mit der Atemenergie vermischt in den ganzen Körper. Flüssige unreine Energie wird über den unteren Erwärmer ausgeschieden.

Verlauf:
Er beginnt an der Rückseite des Ringfingers, läuft über den Handrücken und das Handgelenk den Unterarm hinauf, über die hintere Seite des Oberarms zur Schulter. Er führt weiter über den Hals, hinter dem Ohr vorbei und endet am äußeren Ende der Augenbraue.

Aufgaben des Dreifach-Erwärmer-Meridians
- Der obere Dreifach-Erwärmer versorgt den Brustbereich, der mittlere den Bauchbereich und der untere die Beckenregion.
- wirkt regulierend auf die Funktionen des autonomen Nervensystems.
- steht im Zusammenspiel mit allen anderen Meridianen (innere Ordnung).

Yin-Yoga-Übungen
1. Frosch
2. Liegender Twist, wenn ein Arm über Kopf gestreckt ist
3. Asanas, bei denen die Daumen hinter dem Rücken verhakt und dann die Arme gestreckt werden

1

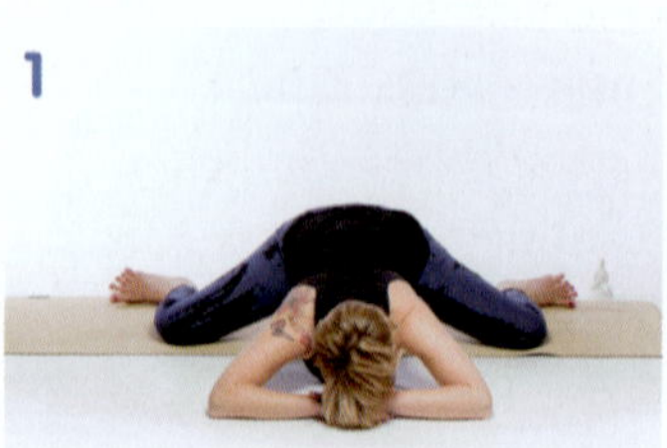

2

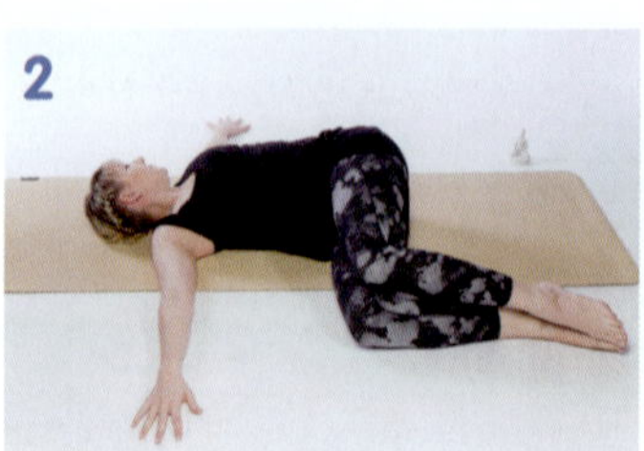

3

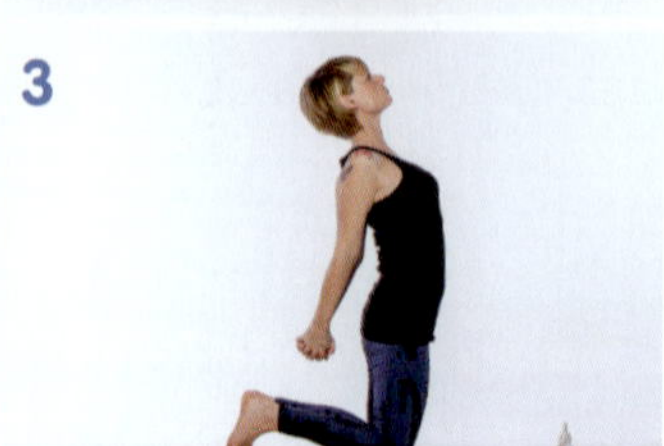

Störungen in diesem Meridian führen zu:

Kopfschmerzen, Asthma, Husten, Lähmungen der Extremitäten, Schulterblattschmerzen, Müdigkeit, Energiemangel, Kopfschmerzen, stoffwechselbedingten Störungen, Ellenbogenschmerzen, Schulterschmerzen, Ohrenschmerzen, Augenerkrankungen, Ohrensausen, Gesichtsschmerzen, Kältegefühl, chronischer Erschöpfung, wiederkehrenden Infekten und Allergien, Hauterkrankungen, Schmerzanfälligkeit, Beklemmung, übertriebenem Selbstschutz, sehr starker Zurückhaltung, Misstrauen.

Mudra

Lege den Daumen an die Spitze des Zeigefingers, um dem Meridian neue Energie zu geben. Lege den Daumen an die Wurzel des Zeigefingers, um den Meridian zu harmonisieren.

Organuhr

Beschwerden aktiv zwischen:
21.00-23.00 Uhr (max. Energiefluss) oder
09.00-11.00 Uhr (min. Energiefluss)

Affirmation

„Ich bin in einem vollkommenen Gleichgewicht und gehe offen durch die Welt."
„Ich aktiviere die Eigenschaften Mut, Kraft, Stabilität und Freude in mir und um mich herum."

Weitere Zuordnungen

Jahreszeit: Sommer
Tageszeit: Mittag
Gefühl: Freude, Lust
Sinnesqualität: Sprechen
Geschmacksqualität: bitter
Sinnesorgan: Zunge
Farbe: Rot
Chakra: Herzchakra
Muskel: Teres minor, Sartorius, Gracilis, Soleus, Gastrocnemius

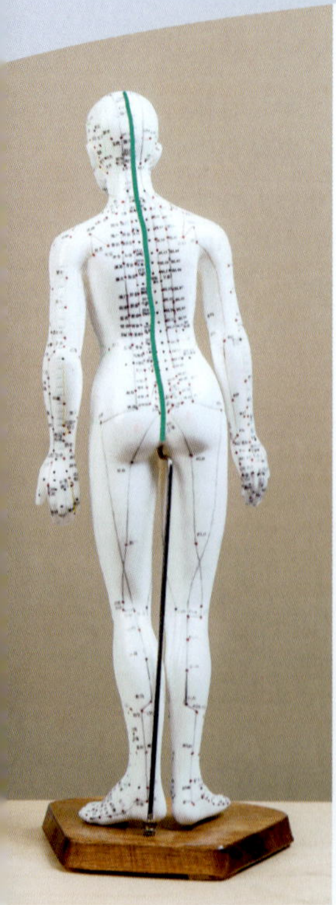

Lenkergefäß, auch Parasympathikusmeridian (Lg) – Yang

Element: Feuer

Der Name dieses Meridians weist auf die führende Stellung der Wirbelsäule und ihre anatomischen und funktionellen Zusammenhänge hin. Das Beherrschende, das Aktive, das Außen und das Yang sind seine Wesensmerkmale.

Verlauf:
Dieser Sondermeridian befindet sich auf der Rückseite des Körpers und verläuft durch dessen Mitte – er beginnt zwischen After und Steißbein, zieht über die Wirbelsäule, den Hals und Kopf bis zum Gesicht, wo er an der Oberlippe endet.

Aufgaben des Lenkergefäßes

- Bezieht seine Energie aus allen Yang-Meridianen und sammelt sie im Unterleib.

Yin-Yoga-Übungen

1. Öffnende Herzstellung
2. Schmetterling
3. Kamel
4. Raupe
5. Position des Kindes
6. Stehende Vorbeuge
7. Drache mit aufgestützten Händen und tief in der Hüfte oder im Spagat
8. Liegender Twist
9. Sattel
10. Schnürsenkel
11. Schwan und schlafender Schwan
12. Sphinx und Robbe
13. Quadrat mit Vorbeuge
14. Fisch
15. Libelle
16. Schnecke
17. Rückbeuge

1

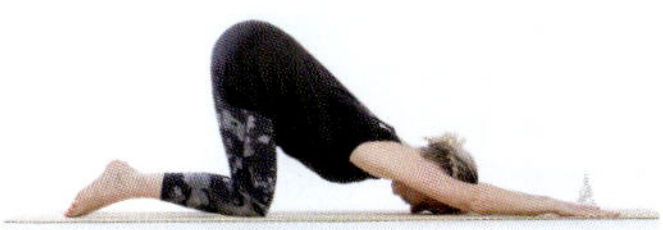

2

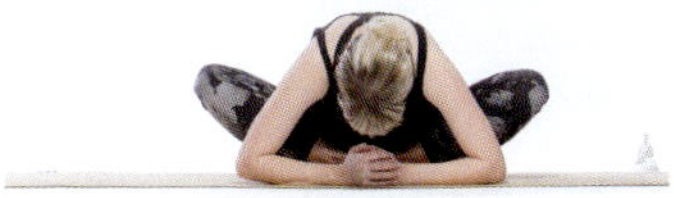

3

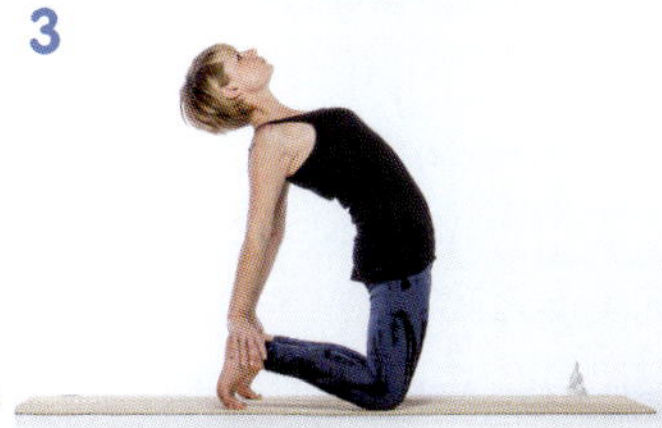

4

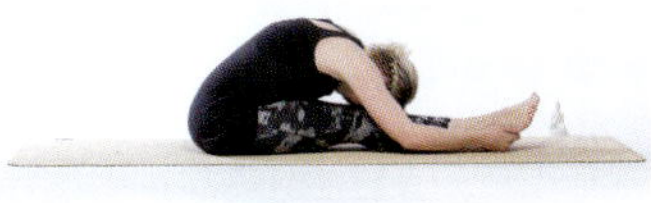

5

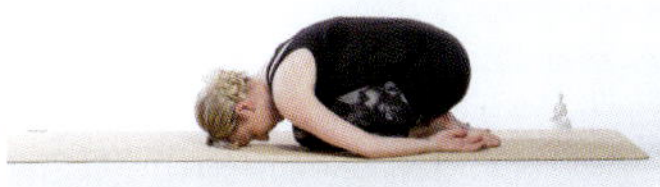

6

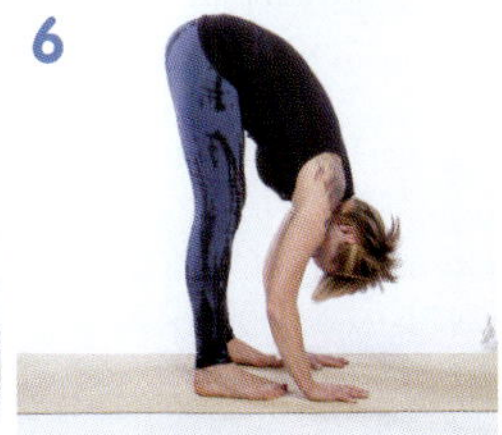

7

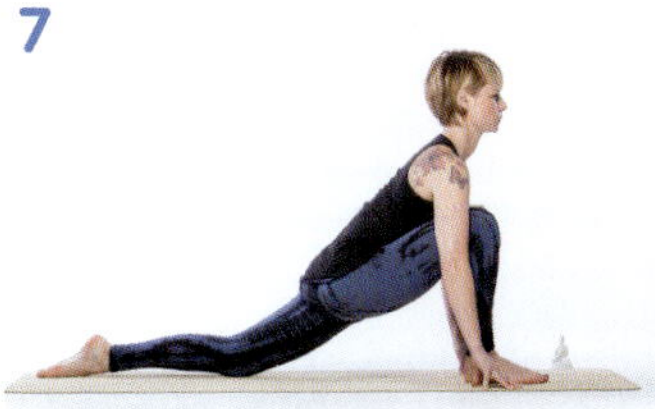

8

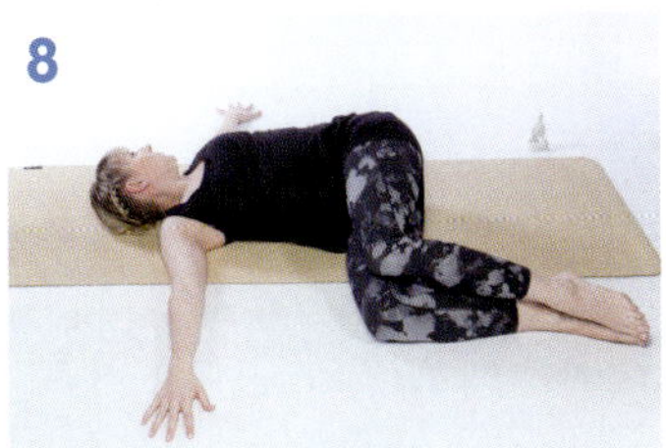

9

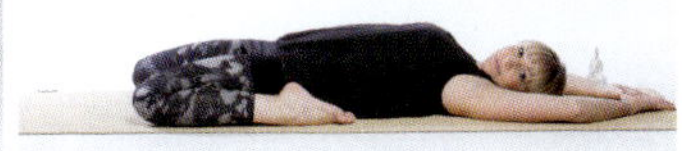

10

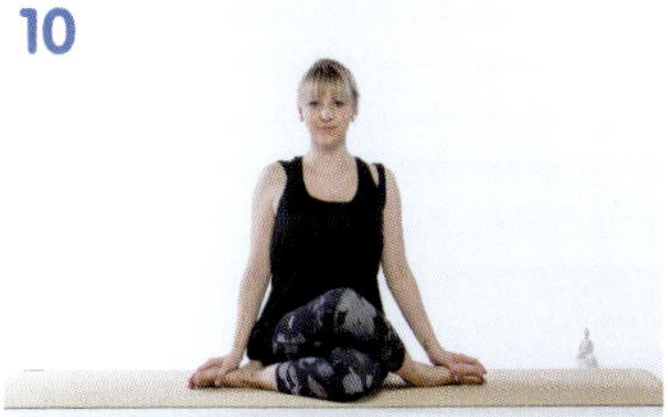

11

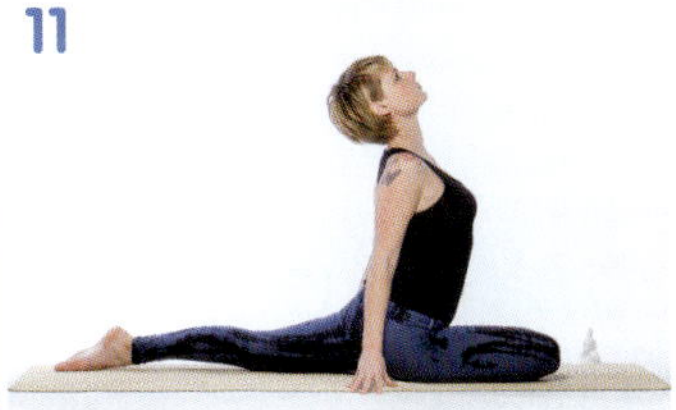

12

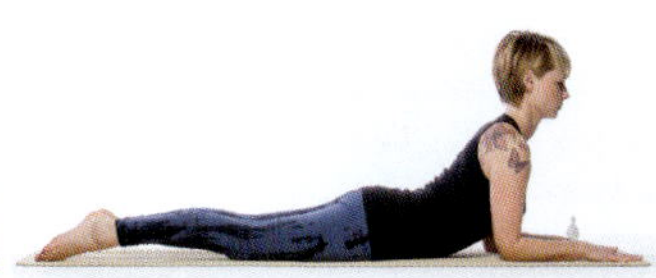

13

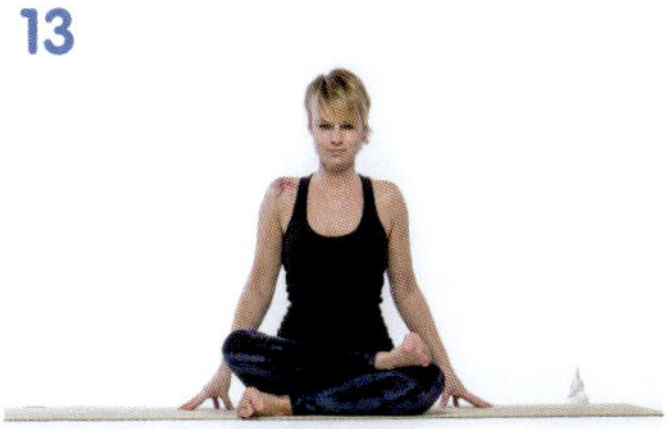

14

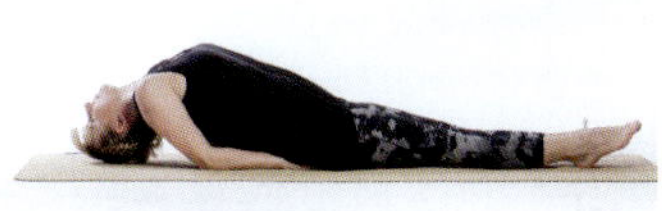

15

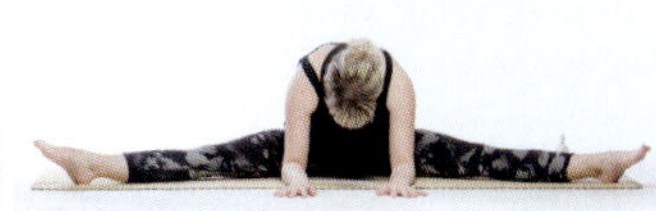

16

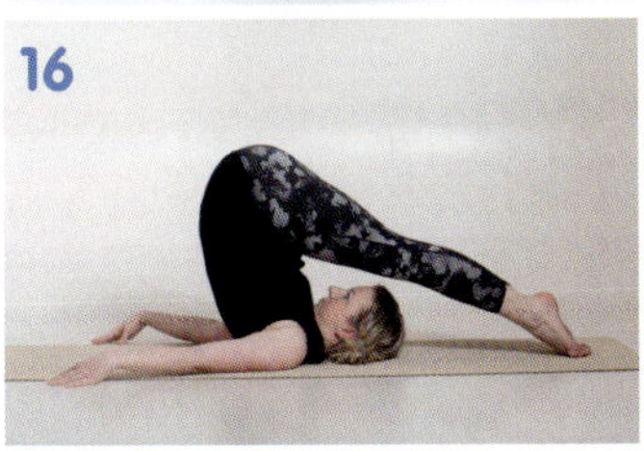

17

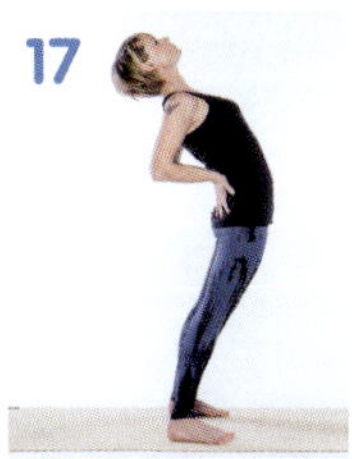

Störungen in diesem Meridian führen zu:

Krämpfen in den Extremitäten, Rücken- und Kopfschmerzen, Hämorrhoiden, Wirbelsäulenbeschwerden, Blasenproblemen, Störungen des Sexualorgans, rheumatischen Beschwerden im Kreuzdarmbeingelenk, Gebärmutter- und Nierenbeschwerden, Rheumatismus, Dünn- und Dickdarmproblemen, Heißhunger, Diabetes, Nervenschmerzen, Lebererkrankungen, Schlaflosigkeit, Sehstörungen, Atemproblemen, Epilepsie, Herz- und Blutgefäßerkrankungen, Müdigkeit, Hauterkrankungen, Nackenschmerzen, Halbseitenlähmung.

Mudra

Lege den Daumen an die Spitze des Zeigefingers, um dem Meridian neue Energie zu geben. Lege den Daumen an die Wurzel des Zeigefingers, um den Meridian zu harmonisieren.

Organuhr

Beschwerden aktiv zwischen:
21.00-23.00 Uhr (max. Energiefluss) oder
09.00-11.00 Uhr (min. Energiefluss)

Affirmation

„Ich bin ganz in meiner Kraft. Ich löse mich von allem, was mir schadet und nicht guttut."

Weitere Zuordnungen

Jahreszeit: Sommer
Tageszeit: Mittag
Gefühl: Freude, Lust
Sinnesqualität: Sprechen
Geschmacksqualität: bitter
Sinnesorgan: Zunge
Farbe: Rot
Chakra: Herzchakra
Muskel: Teres major

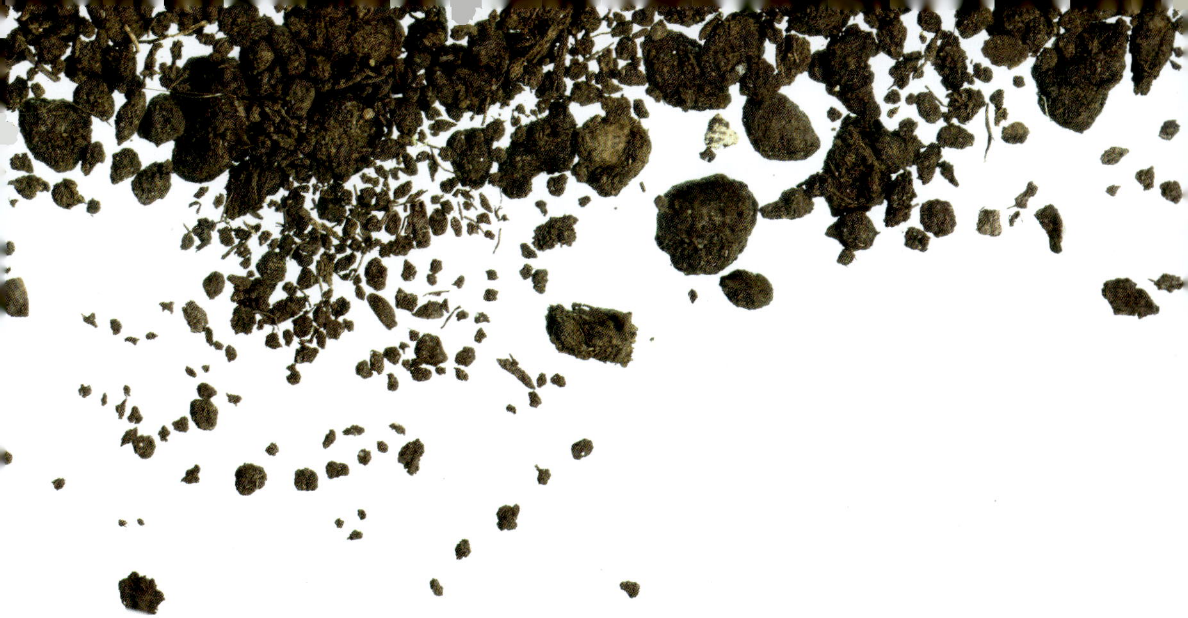

Die 5 Elemente – Erde

Dieses Element wird weder Yin noch Yang zugeordnet, denn es liegt in der Mitte. Ursprünglich wurde es auch nicht zwischen Feuer und Metall angesiedelt, sondern in der Mitte aller Elemente (wie die Nabe eines Rades).

Das Element Erde hat als Hauptfunktion die Aufnahme und Verdauung von Nahrung und Informationen.

Das Erd-Element ist als die Mitte des Menschen zu sehen, gilt doch das Hara (der Bauch) als dessen Zentrum. Hier ermöglicht die Erde die Erschließung von Qi aus der Nahrung.

So wie die Nabelschnur das Kind mit der Mutter verbindet, verbindet das Erdelement die Generationen untereinander. Die Erde sichert außerdem die Verbindung zwischen dem Unterbauch und dem Brustkorb (siehe Dreifacher Erwärmer) und stellt die Verbindung des Menschen mit Himmel und Erde her (Fundament des Lebens, „Boden unter den Füßen haben").

Ein gesundes Nieren-Qi stärkt das Erdelement, besonders die Energie von Milz-Pankreas, deren Zustand sich im Bauchnabel widerspiegelt. Ein ausgeglichenes Feuer erleichtert die Harmonie der Erde. Auch das Holz ist wichtig für die Erde, ein zu hitziges Holz stranguliert diese.

Die Erde hat also eine zentrale Stellung und wirkt auf alle anderen Elemente. Holz verbrennt im Feuerelement zu Asche. Aus der Asche des Holzes entsteht fruchtbare Erde. Die Erde ist die Mutter des Metalls und kontrolliert das Wasser.

Das über die Erde gewonnene Nahrungs-Ki stärkt die Erneuerung der Nierenkraft. Die Blutbildung der Erde sorgt für ein kraftvolles Holz und harmonisches Feuerelement. (Eine Schwäche in Milz-Pankreas kann dazu führen, dass die Flüssigkeiten nicht mehr gut transportiert werden, wodurch es in weiterer Folge z. B. zu Schleimansammlungen in der Lunge und häufigen Erkältungen kommen kann.)

Der Erde ist der Spätsommer zugeordnet, die Zeit der Ernte, der Fülle und des Einsammelns – auch für den Menschen stehen hier Sammlung und Gelassenheit im Vordergrund. Sie ist aber ebenfalls in allen anderen Jahreszeiten enthalten wie auch in deren Übergang.

Die Erde bewirkt ein Gefühl der Verbundenheit und der Fürsorge für andere Menschen. Dieses Mitgefühl ist mit der Fürsorge einer Mutter zu vergleichen, die den Wunsch hat, zu nähren, Sicherheit und Geborgenheit zu geben.

Ein gesundes Erd-Element gibt Stabilität, der Mensch ruht in sich selbst, hat Kontakt zu seinem Zentrum, wirkt gereift, ausgeglichen, beständig, gut genährt, liebt das Essen, hat Geschmack, ist gutmütig und mitfühlend in seinen Begegnungen. Er fühlt sich wohl in seiner Haut und kann sich überall zu Hause fühlen, sich gut und schnell an eine neue Umgebung oder Situation anpassen. Bei mangelnder Energie in der Erde kann ein Gefühl der Heimatlosigkeit, des Verlorenseins, der Unsicherheit entstehen.

Die Erde ist auch dafür zuständig, geistige Nahrung zu verdauen. Bei übermäßigen geistigen Tätigkeiten und zu wenig Bewegung können Verdauungsstörungen die Folge sein. Singen harmonisiert und stärkt das Erd-Element.

Milz-Pankreas-Meridian (MP) – Yin
Element: Erde

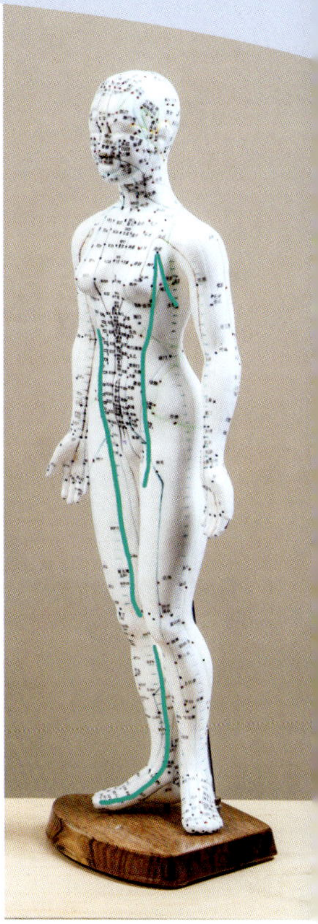

Dieser Meridian ist wichtig für die Verdauung im Dünndarm, er beeinflusst die Hormondrüsen und das Gefühlsleben, transportiert die Energie der Nahrung in die Lunge, um sich dort mit der Energie des Atems zu verbinden und die grundlegende menschliche Energie zu bilden.

Verlauf:
Er beginnt an der Innenseite des großen Zehs, zieht sich entlang der Innenseite des Fußes zur Innenseite des Unter- und Oberschenkels bis zur Seite des Bauches, dann über die Rippen und weiter zur Außenseite der Brust. Unterhalb der Achselhöhle fließt er in einem spitzen Winkel nach unten und endet im Zwischenrippenbereich.

Aufgaben des Milzmeridians
- Unterstützung der Verdauungsprozesse
- Trennung der Säfte im Körper
- beteiligt an Umwandlungs- und Transportprozessen
- Abwehrfunktion
- Regulierung des Flüssigkeitsgleichgewichts
- kontrolliert das Blut (Milz).

Yin-Yoga-Übungen
1. Öffnende Herzstellung
2. Fersensitz
3. Kamel
4. Liegende Katze
5. Position des Kindes

1

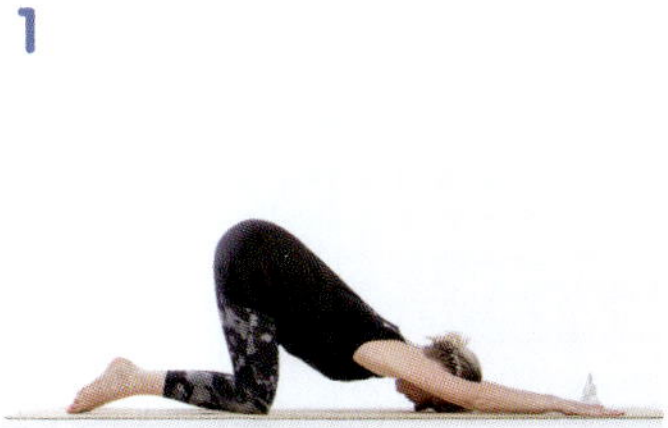

2

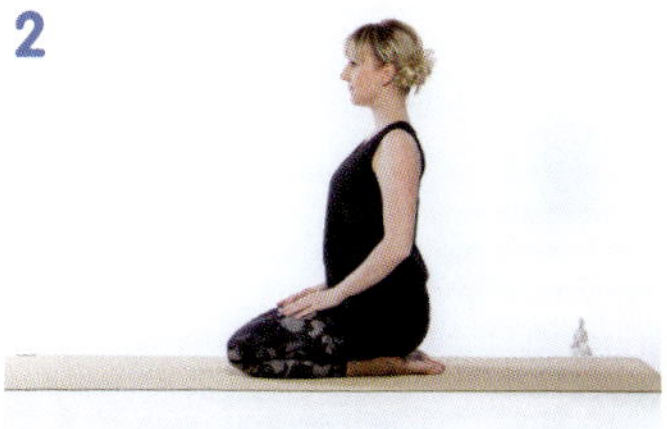

3

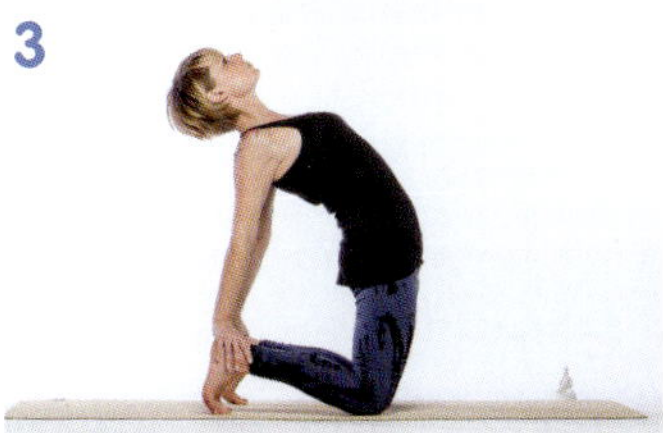

4

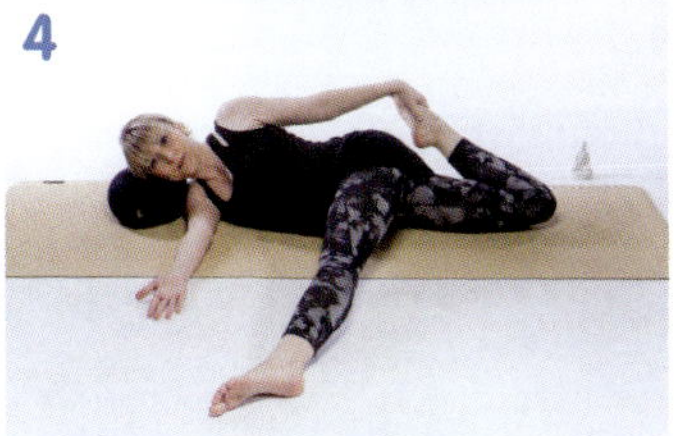

5

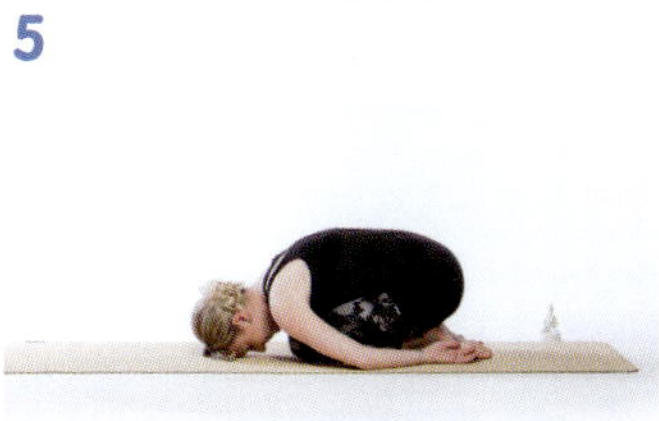

6. Stehende Vorbeuge
7. Drache
8. Frosch
9. Liegender Twist
10. Sattel
11. Sphinx und Robbe
12. Libelle
13. Schwan und schlafender Schwan
14. Beinstreckung
15. Rückbeuge
16. Fisch

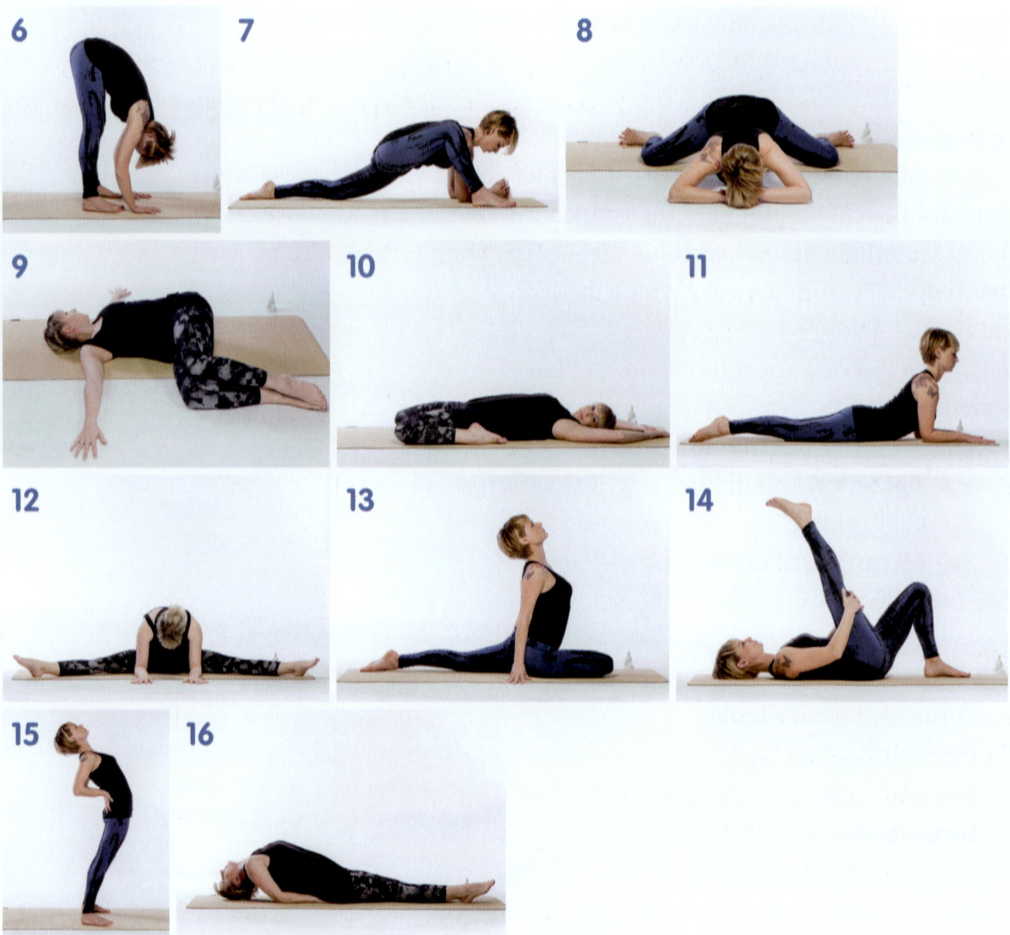

Störungen in diesem Meridian führen zu:

Verdauungsstörungen, Völlegefühl, Gewebevorfällen, Übelkeit, Störungen beim Harnlassen, unregelmäßiger Menstruation, Stauung in Halslymphknoten, Thrombosen, Abwehrschwäche, Zwerchfelllähmung, Müdigkeit, Erkrankungen der Sexualorgane, Diabetes, Anämie, mangelnder Abgrenzung zu anderen, Gefühl körperlicher Schwere, Gefühlsschwankungen, fixen Ideen.

Mudra

Lege den Daumen an die Spitze des Mittelfingers, um dem Meridian neue Energie zu geben. Lege den Daumen an die Wurzel des Mittelfingers, um den Meridian zu harmonisieren.

Organuhr

Beschwerden aktiv zwischen:
09.00-11.00 Uhr (max. Energiefluss) oder
21.00-23.00 Uhr (min. Energiefluss)

Affirmation

„Ich bin in meiner Mitte und in meiner ganzen Kraft. Das Gefühl von Akzeptanz und Gelassenheit erfüllt mich."

Weitere Zuordnungen

Jahreszeit: Spätsommer
Tageszeit: Nachmittag
Gefühl: Grübeln, fixe Ideen, Sympathie
Sinnesqualität: Schmecken
Geschmacksqualität: süß
Sinnesorgan: Mund
Farbe: Gelb
Chakra: Solarplexus-Chakra
Muskel: Latissimus dorsi, mittlerer und unterer Trapezius, Opponens pollicis, Trizeps

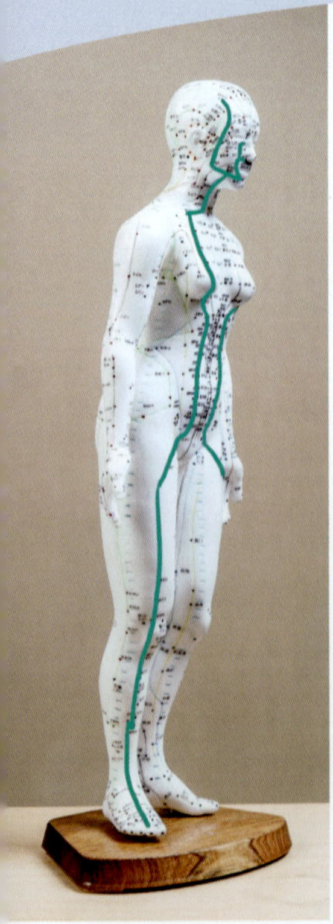

Magenmeridian (Lu) – Yang
Element: Erde

Er steuert die Funktion des Magens, des Zwölffingerdarms und der Speiseröhre und beeinflusst die Eierstockfunktion, die Monatsblutung und den Appetit.

Verlauf:
Er beginnt unter der Mitte des Auges und verläuft in einem U-förmigen Bogen zur Schläfe. Von der Wange aus führt er über den Hals zum Brustkorb, zieht sich von dort zum Bauch, weiter an der Vorderseite zur äußeren Seite des Knies, zum Fußrücken und endet am seitlichen Nagelwinkel des zweiten Zehs.

Aufgaben des Magenmeridians

- Steuerung der Funktionen des Magen-Darm-Bereiches und der Speiseröhre
- steht mit den Fortpflanzungsorganen, der Menstruation, den Eierstöcken und der Milchproduktion bei schwangeren Frauen in Verbindung.

Yin-Yoga-Übungen

1. Öffnende Herzstellung
2. Fersensitz
3. Kamel
4. Liegende Katze
5. Position des Kindes
6. Drache
7. Sattel
8. Sphinx und Robbe
9. Schwan und schlafender Schwan
10. Zehensitz
11. Beinstreckung
12. Rückbeuge
13. Fisch

1

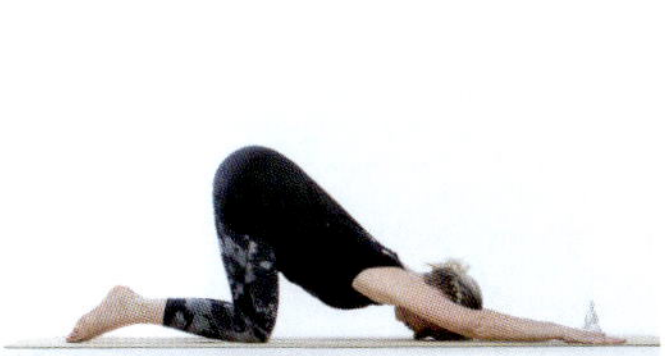

2

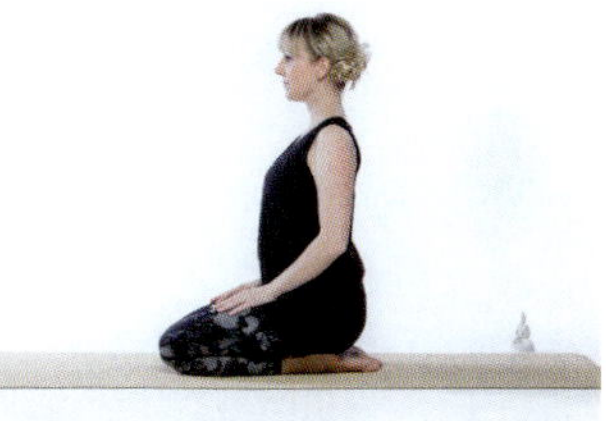

3

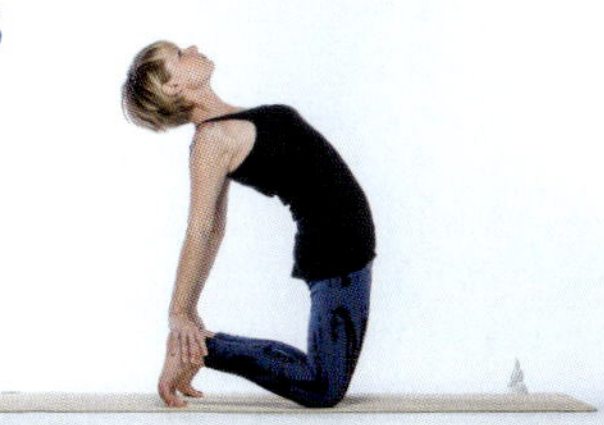

4

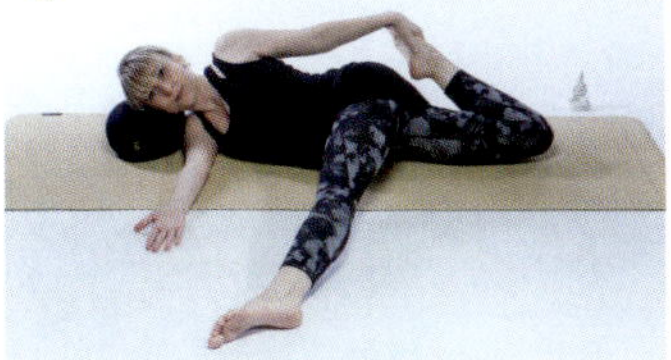

5

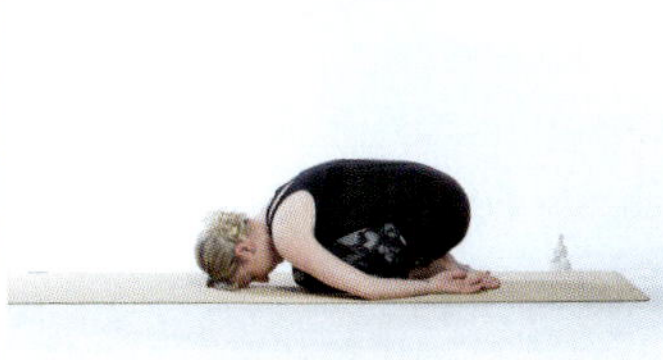

6

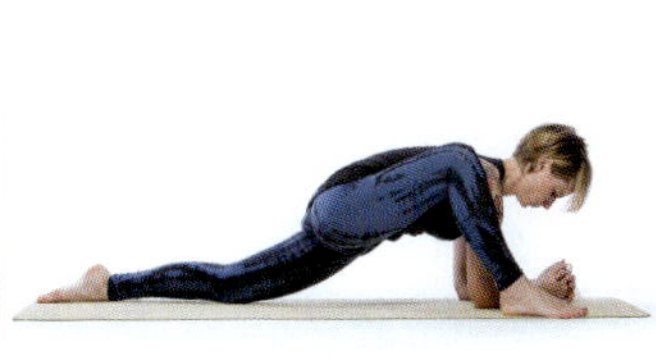

7

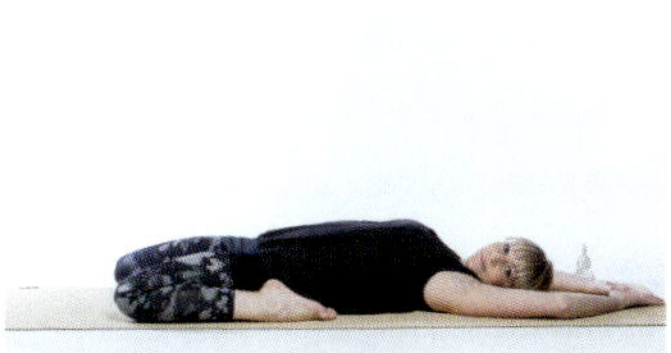

8

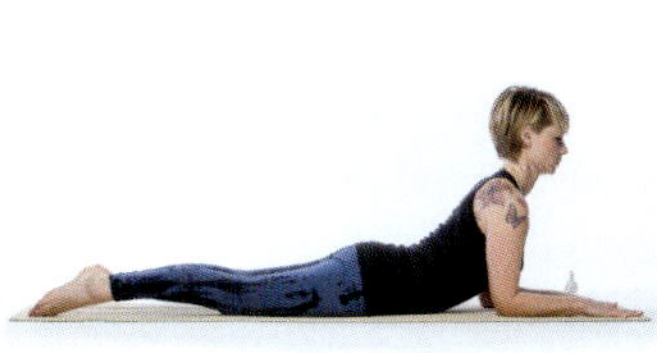

9

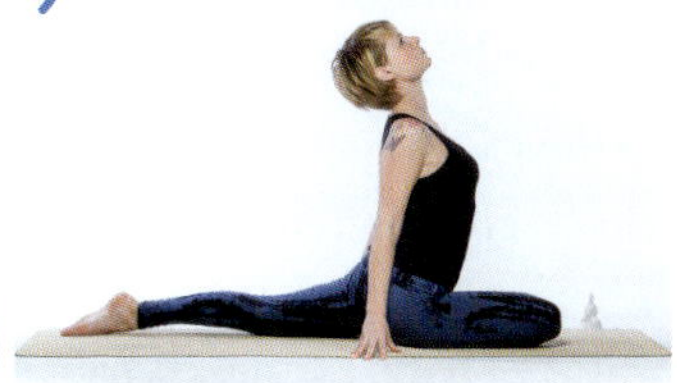

10

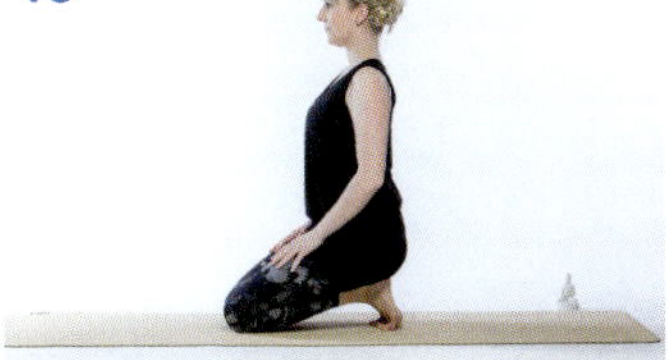

11

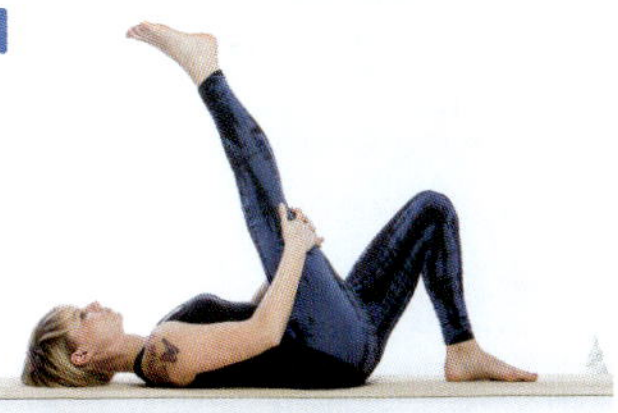

12

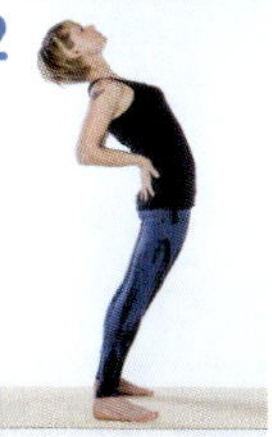

13

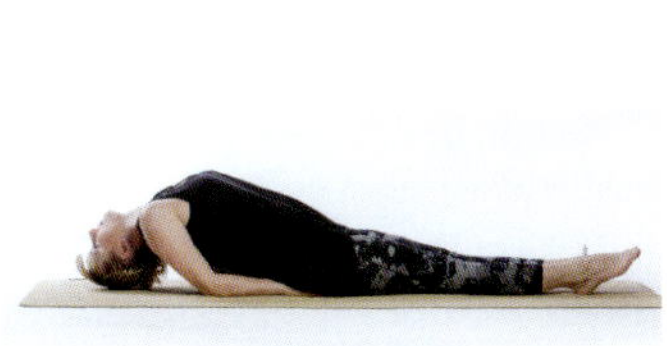

Störungen in diesem Meridian führen zu:
chronischen Magenbeschwerden (Magenbeschwerden aller Art), Übelkeit und Erbrechen, Oberbauchschmerzen, Pilzbefall, Verdauungsstörungen, Verstopfung und Blähungen, Stirnkopfschmerzen, Anstieg des Cholesterins und des Blutzuckers, Schmerzen im Meridian-Verlauf, allgemeiner Erschöpfung, Nasenverstopfung, Mundwinkelfissuren, Kopfschmerzen, mangelnder Konzentration durch Zerstreuung.

Mudra

Lege den Daumen an die Spitze des Mittelfingers, um dem Meridian neue Energie zu geben. Lege den Daumen an die Wurzel des Mittelfingers, um den Meridian zu harmonisieren.

Organuhr

Beschwerden aktiv zwischen:
07.00-09.00 Uhr (max. Energiefluss) oder
19.00-21.00 Uhr (min. Energiefluss)

Affirmation

„Mein Geist ist wach und klar. Ich achte auf meine Gedanken, denn sie sind mein direkter Draht zum Universum."

Weitere Zuordnungen

Jahreszeit: Spätsommer (feucht)
Tageszeit: Nachmittag
Gefühl: Grübeln, sich Sorgen machen
Sinnesqualität: Schmecken
Geschmacksqualität: süß
Sinnesorgan: Mund
Farbe: Gelb
Chakra: Solarplexus-Chakra
Muskel: Pectoralis major clavicularis, Levator scapulae, Hals- und Nackenmuskeln, Brachioradialis

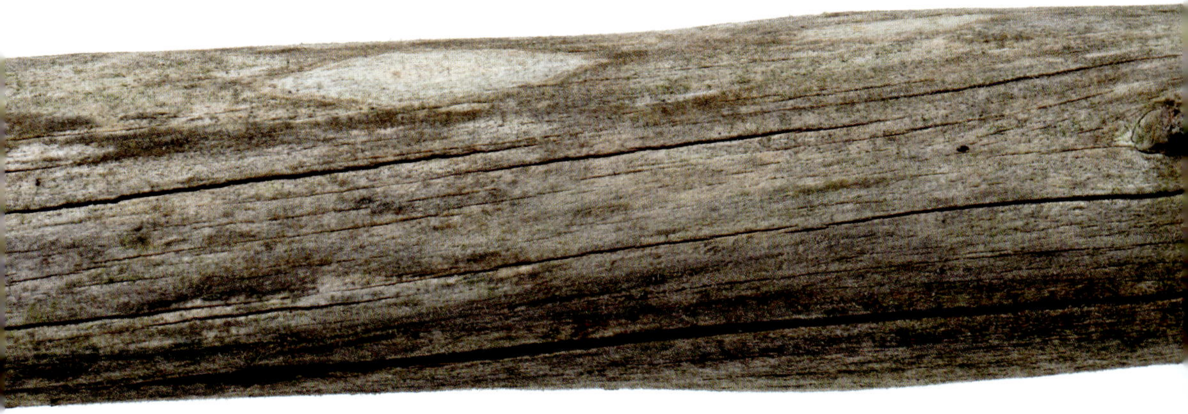

Die 5 Elemente – Holz

Das Element Holz ist das junge, kleine Yang. Es ist das Element des Neuanfangs, der Frische, mit der man etwas Neues hoffnungsvoll beginnt, und es verleiht der Urkraft des Wassers Richtung und Bewegung. Seine Richtung geht nach vorne und oben.

Das Holz steht für Sehnsucht nach fortwährender persönlicher, geistiger und auch spiritueller Entwicklung.

Die Emotion des Holzes ist der Zorn (konstruktiver Wunsch des Holzes, für die Entfaltung seiner Möglichkeiten einzutreten). Die Reaktion in Belastungssituationen ist die Kontrolle.

Positive Eigenschaften sind:

- Güte
- Geduld
- Nachsicht mit sich selbst und anderen
- in schwierigen Augenblicken entspannt und gelassen zu sein
- leuchtend klarer Blick
- klare, visionäre Vorstellung von der Zukunft
- Kreativität
- organisatorische Fähigkeiten

Der zugrunde liegende chinesische Begriff für das Element Holz wird mit „Krone des Wachsens“ übersetzt und ist in seiner Bedeutung sehr umfassend, da er sowohl den grünen Trieb als auch den abgestorbenen Ast mit einschließt. Daher wäre der Begriff „Baum“ hier wohl die bessere Wahl gewesen. – Ein Baum, wie er sich in all seinen Lebensphasen darstellt: von jung, biegsam und emporschießend über stark, verholzt und doch flexibel bis hin zu verknorrt und absterbend.

Der Chinese denkt auch hier nicht in Dualitäten: Leben oder Tod, Jugend oder Alter, Festigkeit oder Biegsamkeit. Er sieht das Ganze, weiß, dass ohne Tod kein Leben sein kann, dass alles, was wächst, irgendwann altert, dass sich ein Lebewesen sowohl flexibel und biegsam an seine Umgebung anpassen als auch hart und stark den äußeren Einflüssen trotzen muss.

Scheinbare Gegensätze sind nach dieser Anschauung als komplementär, das heißt sich ergänzend zu sehen, sie bilden gemeinsam eine Einheit.

Holz enthält das komplette Wachstum – vom Anfang bis zum Ende – in all seinen Ausprägungen. Wachstum ist Bewegung nach außen: Aus dem Schoß der Erde treibt eine neue Pflanze, aus dem Abgestorbenen des Winters entsteht der Frühling, auf die Dunkelheit der Nacht folgt der Sonnenaufgang, auf Ruhe folgt Bewegung.

Der Wind bringt Bewegung in die Natur. Vom Baum hörbar und sichtbar gemacht, Blätter rauschen, Äste biegen sich. Nur Bäume, die immer wieder dem Sturm ausgesetzt sind, werden wirklich stark. Der Wind nimmt abgestorbene Äste und Blätter mit und schafft Platz für neues Leben.

Die zum Wachstum gehörende Farbe ist Grün.

Das Holz liebt Entspannung, Gelassenheit und Ruhe (Ruhe unterstützt auch das Wasser – die Mutter des Holzes). Die Leber erholt sich im Liegen. Alles, was die Erde stärkt, wirkt sich gleichermaßen günstig auf das Holz aus.

Freude stärkt das Holz, weil ruhige Freude alle Elemente harmonisiert. Zu viel scharfer Geschmack schwächt das Yin des Holzes und lässt das Yang hart und brüchig werden. Schädigend wirken Alkohol, Gift, Drogen, Medikamente, alles Extreme des Lebens: zu viel Sex, zu viel Arbeit, zu viel Schlaf, zu viel Essen, zu viel Reisen …

Lebermeridian (Le) – Yin

Element: Holz

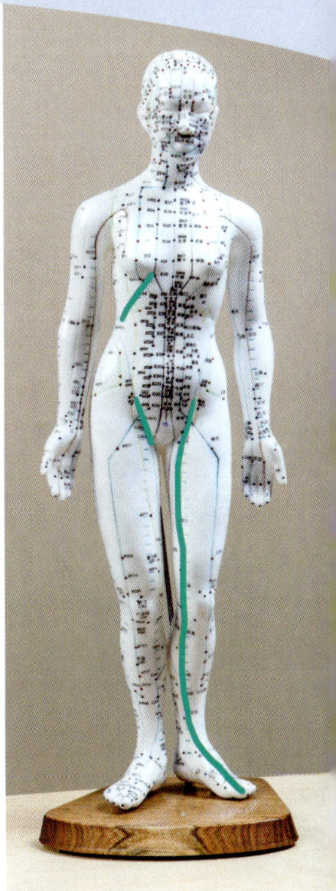

Dieser Meridian wirkt bei der Verdauungs- und Stoffwechselarbeit mit (Gewinnung von Energie bei körperlichen Aktivitäten), stärkt die Abwehrfunktion, beeinflusst die Zusammensetzung des Blutes und kontrolliert die Sehkraft. Er regelt die Urteilskraft und die Fähigkeit zur Planung.

Verlauf:

Er beginnt auf der Innenseite des Nagels des großen Zehs und führt über die Innenseiten von Unter- und Oberschenkel nach oben. Der äußere Meridian endet am unteren Rippenbogen.

Aufgaben des Lebermeridians

- Verteilt Qi und Blut an alle Teile des Körpers
- er wird von den chinesischen Schriften als „General" bezeichnet
- stärkt die Sehkraft
- zentrale Bedeutung für die gesamte Verdauung.

Yin-Yoga-Übungen

1. Fersensitz
2. Schmetterling
3. Stehende Vorbeuge
4. Drache
5. Frosch
6. Glückliches Baby
7. Liegender Twist
8. Schnürsenkel
9. Quadrat
10. Hocke
11. Libelle
12. Schwan und schlafender Schwan
13. Zehensitz
14. Beinstreckung

1

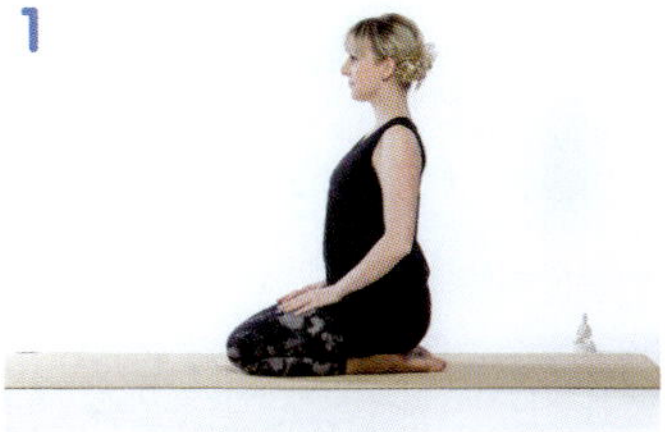

2

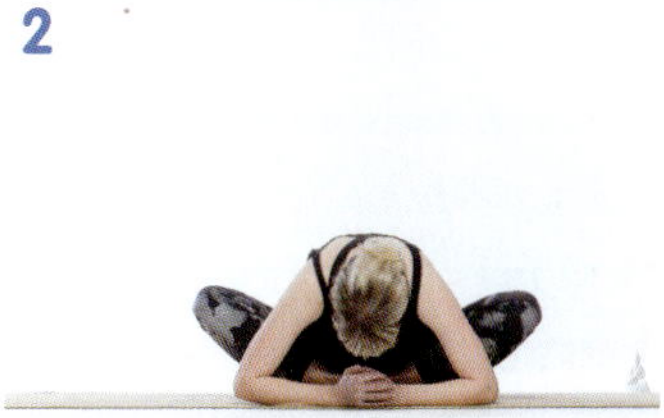

3

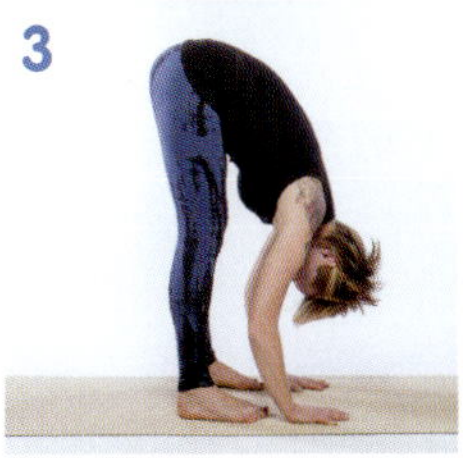

4

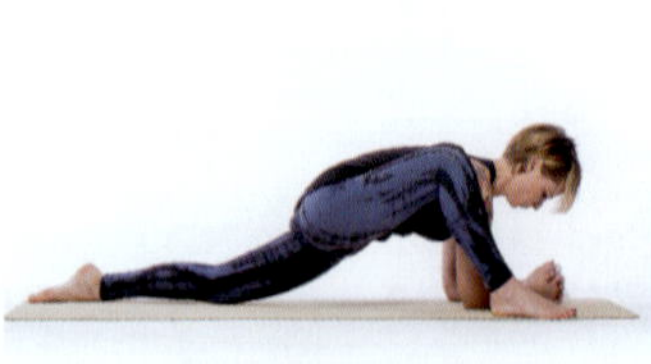

5

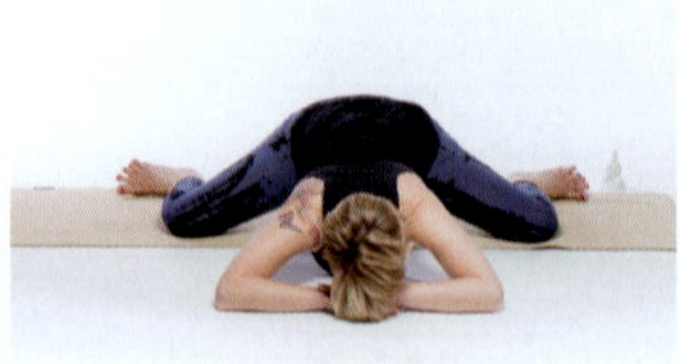

6

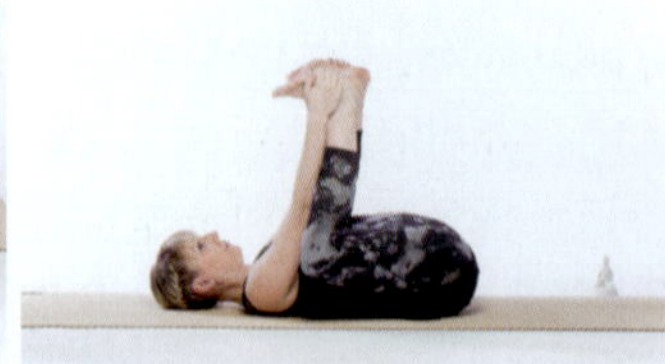

7

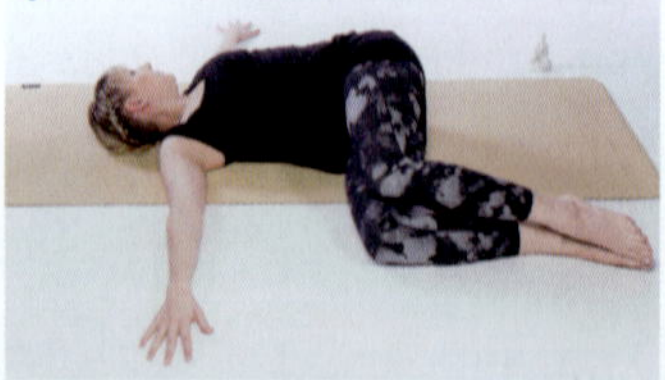

8

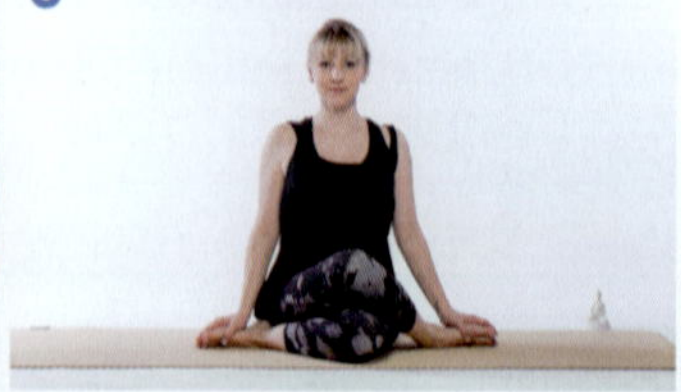

9

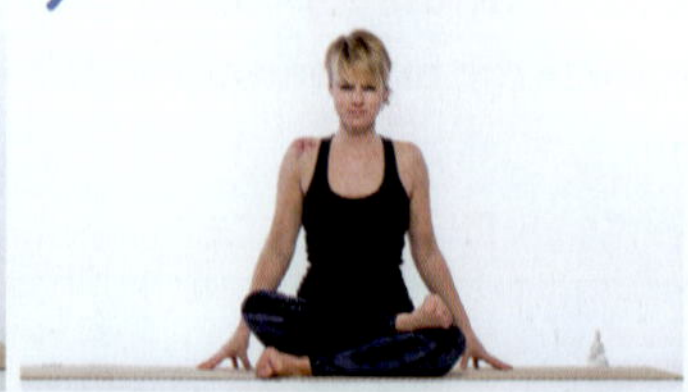

10

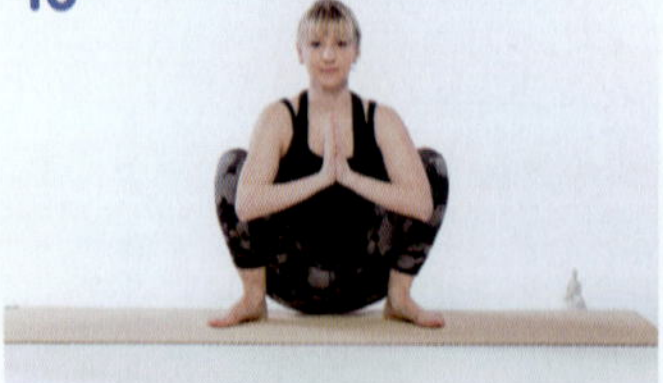

11

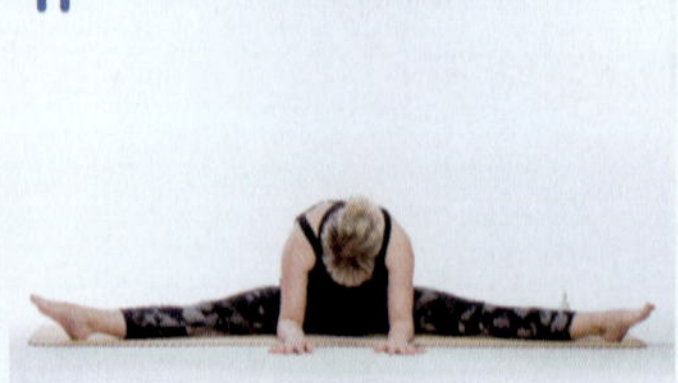

12

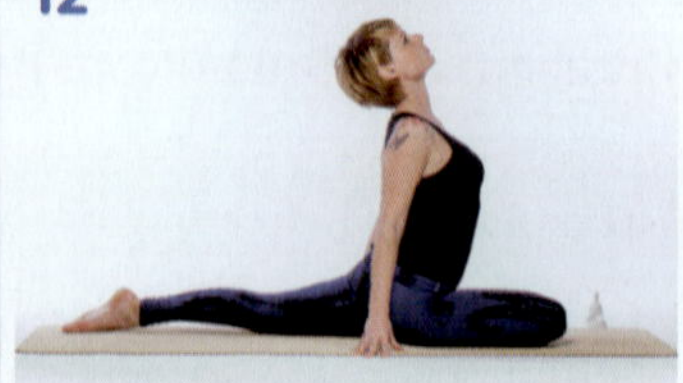

13

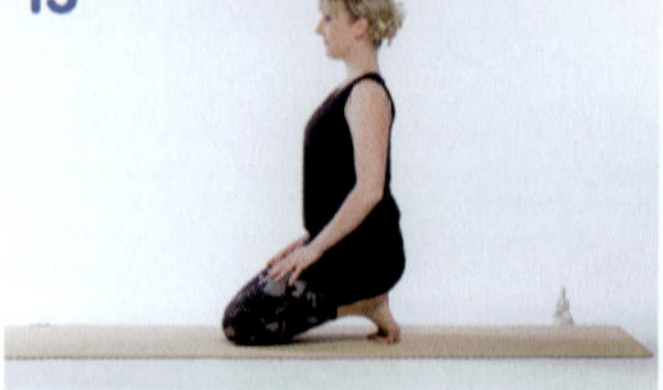

14

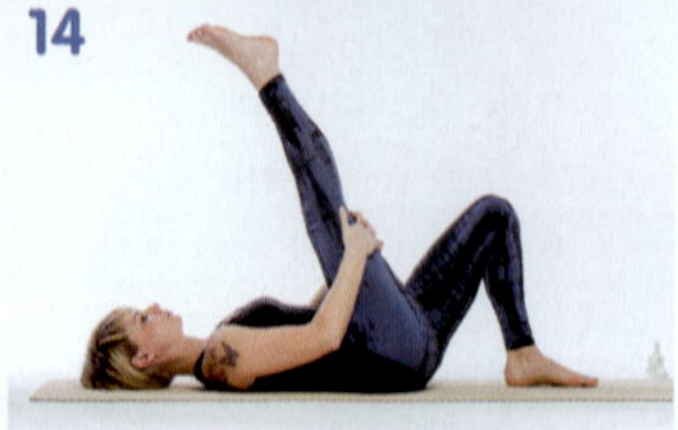

Störungen in diesem Meridian führen zu:

Lebererkrankungen, Fieber, Augenschmerzen, Knöchelschmerzen, Frauenerkrankungen, Erkrankungen der Sexualorgane, Müdigkeit und Nervenschwäche, Verdauungsstörungen, Erkältung und Grippe, Lungenentzündung, ständig trockenem Hals, depressiven Verstimmungen, Ängsten, Suchtverhalten.

Mudra

Lege alle Finger an die Spitze des Daumens, um dem Meridian neue Energie zu geben. Lege alle Finger an die Wurzel des Daumens, um den Meridian zu harmonisieren.

Organuhr

Beschwerden aktiv zwischen:
01.00-03.00 Uhr (max. Energiefluss) oder
13.00-15.00 Uhr (min. Energiefluss)

Affirmation

„Ich öffne mich dem Gefühl der Leichtigkeit und der Freude in mir. Ich schaue meinen Ängsten mutig entgegen.“

Weitere Zuordnungen

Jahreszeit: Frühjahr (Wind)
Tageszeit: Morgen
Gefühl: Ärger, Zorn (Schreien), Willenskraft
Sinnesqualität: Sehen
Geschmacksqualität: sauer
Sinnesorgan: Auge
Farbe: Grün
Chakra: Solarplexus-Chakra
Muskel: Pectoralis major sternalis, Rhomboideus

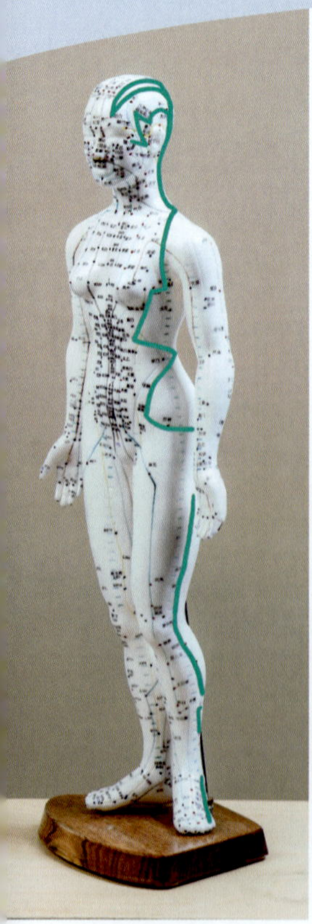

Gallenblasenmeridian (G) – Yang
Element: Holz

Er ist zuständig für die Steuerung des gesamten Drüsensystems und die Gallenblasenfunktion, die Absonderung von Speichel und Verdauungssäften sowie von anderen Hormonen. Er reguliert die Fähigkeit, Entscheidungen zu treffen.

Verlauf:
Er beginnt am äußeren Augenwinkel, verläuft im Zickzack über Schädel und Schläfe, über Hals und Schulter zur Vorderseite des Körpers bis zum Rippenbogen. Von dort führt er über den Beckenkamm und an der Außenseite des Beines entlang, bis er auf der äußeren Spitze des 4. Zehs endet. Der GB-Meridian durchzieht fast den ganzen Körper.

Aufgaben
- Zuständig für die Geschmeidigkeit von Sehnen und Bändern
- unterstützt beim Aufbau und der Ernährung der Muskulatur
- trägt zum Aufbau von Nägeln und Sehnen bei
- ernährt die Nerven.

Yin-Yoga-Übungen
1. Fersensitz
2. Schmetterling
3. Liegende Katze
4. Reh
5. Drache
6. Schnürsenkel
7. Quadrat
8. Schwan und schlafender Schwan
9. Zehensitz

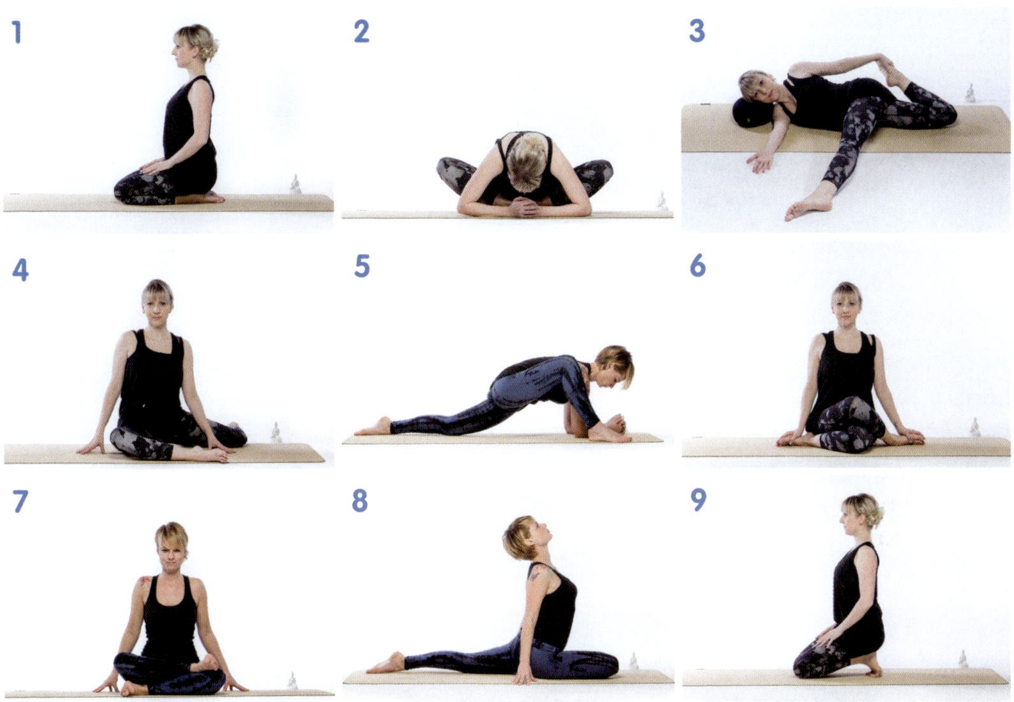

Störungen in diesem Meridian führen zu:

Migräne, Augenschmerzen, Schlaflosigkeit, Ohrenschmerzen, Gallensteinen, Zahnschmerzen, steifem Nacken, Nacken- und Schulterschmerzen, Brustkorbschmerzen, Flankenschmerzen, Ischias-Beschwerden, Knöchelschmerzen, Gallenblasenerkrankungen, Schmerzen der Wirbelsäule, Gelbsucht, Gemütsschwankungen, Übelkeit, Arthrose, Ärger, Wutausbrüchen, festen Mustern im Denken.

Mudra

Lege alle Finger an die Spitze des Daumens, um dem Meridian neue Energie zu geben. Lege alle Finger an die Wurzel des Daumens, um den Meridian zu harmonisieren.

Organuhr

Beschwerden aktiv zwischen:
23.00-01.00 Uhr (max. Energiefluss) oder
11.00-13.00 Uhr (min. Energiefluss)

Affirmation

„Ich öffne mich den Qualitäten der Flexibilität und der freudigen Veränderung in meinem Leben. Alles fließt in mir und um mich herum."

Weitere Zuordnungen

Jahreszeit: Frühjahr
Tageszeit: Morgen
Gefühl: Ärger, Zweifel
Sinnesqualität: Sehen
Geschmacksqualität: sauer
Sinnesorgan: Auge
Farbe: Grün
Chakra: Solarplexus-Chakra
Muskel: Deltoideus anterior, Popliteus

Die 5 Elemente – Metall

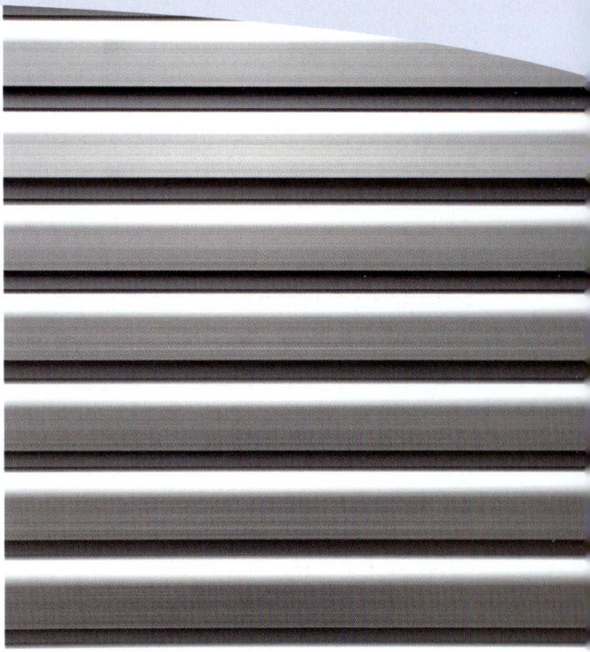

Das Metall entspricht dem jungen Yin im Herbst. Es steht für die Kraft des Aufnehmens und Abgebens, den Rückzug und die Konzentration auf das Wesentliche. Die dazugehörenden Organe sind Lunge und Dickdarm. Sie werden assoziiert mit der Funktion des Austausches mit der Umwelt.

Die fruchtbare Erde birgt Erze und Mineralien. Schon im Erd-Element ist die Energie dichter geworden. Jetzt – im Metall – geht die Bewegung noch weiter nach innen, es geht um die Konzentration, um Verfestigung (dem Holz und dem Feuer entgegengesetzt). Das Metall erzeugt das Dichte, die Struktur, die der Mensch in seinem Körper und in seinem Leben benötigt. Diese vom Metall geschaffenen Lebens-Strukturen sind Leitschienen, die Stabilität geben. Aber: Man kann sich auch zu sehr daran festklammern, was die Beweglichkeit und Wandlungsfähigkeit einschränkt. Wenn wir die Dichte und die Schönheit eines der schönsten Mineralien, des Diamanten, betrachten, bekommt die Beständigkeit und Struktur des Metall-Elements plötzlich eine Tiefe und ein Strahlen. Weiter können wir sagen, dass die Mineralstoffe, welche in der Erde enthalten sind, erst die lebensschaffende Kraft der Erde ausmachen („Salz der Erde").

Die Leitfähigkeit von Metallen macht sie zu Elementen der Verbindung dessen, was räumlich voneinander entfernt ist. Metall als Wandlungsphase bezieht sich somit auf alle sozialen Beziehungen, es ist ein kommunikatives Element.

Die Erze der Erde müssen durch die Verhüttung in ihre Reinform gebracht werden. Reine Erze sind also ein Produkt des Menschen – im Gegensatz zu Feuer, Erde, Wasser, Holz, die in der Natur in ihrer Reinform vorkommen. In diesem Sinn steht Metall für die Fähigkeit des Menschen, über die unmittelbare Realität seiner Existenz hinauszuschauen und physische, gedankliche, kulturelle Strukturen zu schaffen (= Ordnungssinn, Gerechtigkeitssinn, analytischer Verstand).

Alle Theorien (Regeln, Philosophien, Normen …) sind somit Kinder des Metalls. Sie ermöglichen, das Leben zu reflektieren und dadurch besser zu verstehen. Sie können das Leben aber auch behindern, wenn der Mensch sich hinter ihnen versteckt. Ein ausgeglichenes Metall-Element versetzt in die Lage, logische Zusammenhänge zu durchschauen, Widersprüche aufzudecken, differenzierte Theorien zu entwickeln und dabei ein menschliches Verständnis zu bewahren. Wenn das Metall aus dem Gleichgewicht ist, ist dieser Mensch ein messerscharfer, ggf. zynischer Analytiker oder abgehobener Theoretiker. Der Sinn für Gerechtigkeit sorgt für ein Gleichgewicht in der Gesellschaft. Daher ist das Metall auch das Element des Richters. Außerdem ist dem Metall Ehrlichkeit sehr wichtig. Mit wachem Sinn durchschaut es das Vordergründige. Ein Mensch mit ausgeprägtem Metall-Element möchte die Dinge an sich, in ihrer Essenz begreifen.

Ein weiteres Thema des Metalls ist das Spiel mit Nähe und Distanz. Ein gesundes Metall setzt den direkten Kontakt zum Leben voraus, ein unmittelbares Betroffensein von dem, was wir erleben. Andererseits garantiert es auch die Fähigkeit, sich von dieser Betroffenheit zu abstrahieren, sich innerlich davon zu distanzieren und zu befreien. In einer Situation der Trauer, die vorerst lähmt, den Blick verschleiert, kann das Metall helfen, den Verlust zu verarbeiten, zu reflektieren und Abstand zu gewinnen, damit der Schmerz nicht mehr vernichtet, sondern bereichert – das Leben fließt weiter.

Metall liebt Bewegung, vor allem im Freien, und ausreichend Zeit und Raum. Störungen im Metall reagieren positiver als die anderen Elemente auf körperliche Übungen, vor allem auf Atemübungen.

Belastet wird das Element durch Hektik und Zeitmangel, Rauchen, trockene Luft, Luftverschmutzung, tiefe Trauer, Unfähigkeit zu trauern, hoffnungslose Lebenssituation, große Probleme in der Beziehung zum Vater, schleimförmige und -fördernde Nahrungsmittel.

Lungenmeridian (Lu) – Yin
Element: Metall

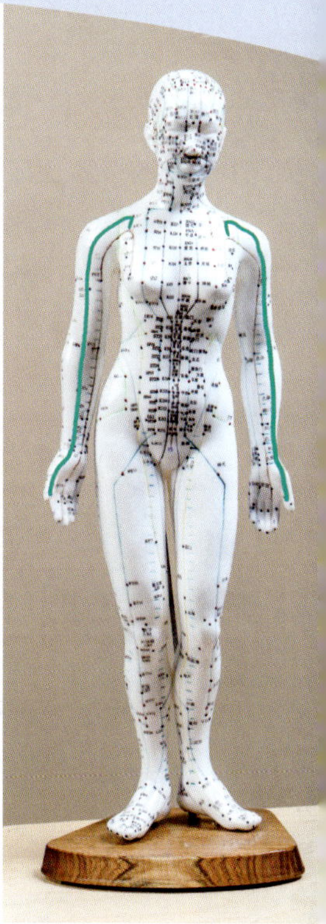

Er hat die Aufgabe, Chi aus der Luft aufzunehmen, beherrscht die Verwertung und die Ausatmung und baut so Widerstandskräfte gegen Störungen von außen auf, wodurch die körpereigenen Abwehrkräfte unterstützt werden.

Verlauf:
Er beginnt unterhalb des Schlüsselbeins an der seitlichen Brustwand, führt dann über die Innenseite des Ober- und Unterarms zum Handgelenk und endet außen an der Wurzel des Daumennagels.

Aufgaben des Lungenmeridians

- Aufnahme von Chi aus der Luft und seine Verteilung im Körper
- Aufrechterhaltung von Abwehr- und Widerstandskraft
- kontrolliert Leitbahnen und Blutgefäße
- reguliert den Wasserhaushalt
- versorgt Haut und Haare energetisch
- unterstützt die Herzfunktion.

Yin-Yoga-Übungen

1. Öffnende Herzstellung
2. Frosch, wenn die Arme nach vorne gedehnt werden
3. Sattel, wenn die Arme lang über Kopf gestreckt werden, auch beim halben Sattel
4. Halbe Libelle, wenn die Arme lang über Kopf gestreckt sind
5. Kamel, ggf. wenn durch die Öffnung des Brustkorbes die gestreckten Arme gedehnt werden
6. Krokodil, wenn ein Arm nach oben gestreckt ist
7. Halbmond mit den Armen über Kopf
8. Rückbeuge

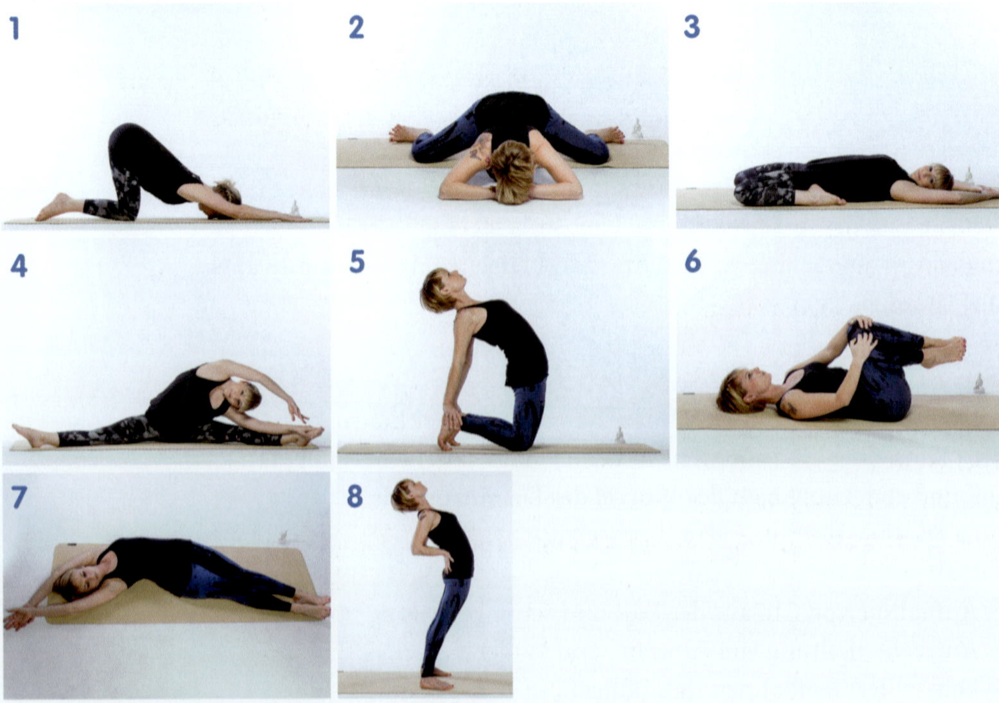

Störungen in diesem Meridian führen zu:

Atembeschwerden, Neigung zu Infektionen der oberen Atemwege, Bronchialasthma, Durchblutungsstörungen und rheumatischen Schmerzen, vor allem in den Schultern und zwischen den Schulterblättern. Der Lungenmeridian steht auch in Verbindung mit der Haut (Regulation der Hautporen) und den Körperhaaren. Die Stärke des gesamten Organismus hängt von der Lunge ab. Bei guter Lungenfunktion zeigt ein Mensch ein schnelles und tiefes Begriffsvermögen. Eine schlechte Funktion bewirkt Melancholie und Depression. Weiterhin treten dann oft Überängstlichkeit, Überempfindlichkeit und seelischer Zusammenbruch auf.

Mudra

Lege den Daumen an die Spitze des Ringfingers, um dem Meridian neue Energie zu geben. Lege den Daumen an die Spitze des Ringfingers, um den Meridian zu harmonisieren.

Organuhr

Beschwerden aktiv zwischen:
03.00-05.00 Uhr (max. Energiefluss) oder
15.00-17.00 Uhr (min. Energiefluss)

Affirmation

„Ich verschmelze mit meinem Atem. Jedes Einatmen nährt mich mit Kraft und Energie. Jedes Ausatmen befreit mich von schädlichen Gedanken und Gefühlen."

Weitere Zuordnungen

Jahreszeit: Herbst
Tageszeit: Abend
Gefühl: Traurigkeit, Weinen
Sinnesqualität: Riechen
Geschmacksqualität: scharf
Sinnesorgan: Nase
Farbe: Weiß
Chakra: Kehlkopf-Chakra
Muskel: Serratus anterior, Coracobrachialis, Deltoideus, Diaphragma

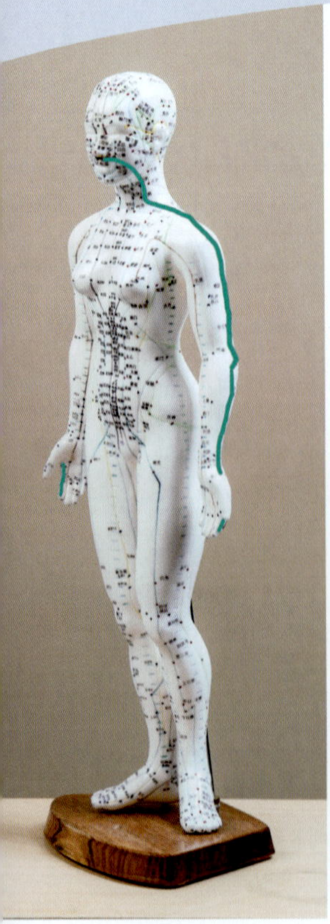

Dickdarmmeridian (Li) – Yang
Element: Metall

Er unterstützt die Funktion der Atmungsorgane und die Ausscheidung von Schlacken. Über diesen Meridian können Energiestauungen beseitigt werden.

Verlauf:
Er beginnt auf der Spitze des Zeigefingers, zieht zur Außenseite des Unterarms, dann zur seitlichen Ellenbogenfalte. An der Außenseite des Oberarms verläuft er zur Schulter, über den Hals bis zum Gesicht, dann weiter über die Oberlippe und endet neben der Nase.

Aufgaben des Dickdarmmeridians
- Reinigung und Entgiftung durch Ausscheidung von Schlacken und Rückresorption von Wasser
- unterstützt das Loslassen auf allen Ebenen
- Umwandeln und Ausscheiden von seelischen Schlacken
- Aufrechterhaltung von Abwehr- und Widerstandskraft
- beeinflusst das vegetative Nervensystem.

Yin-Yoga-Übungen
1. Frosch
2. Liegender Twist, wenn ein Arm über Kopf gestreckt ist.
3. Asanas, bei denen die Daumen hinter dem Rücken verhakt und dann die Arme gestreckt werden.
4. Rückbeuge

1

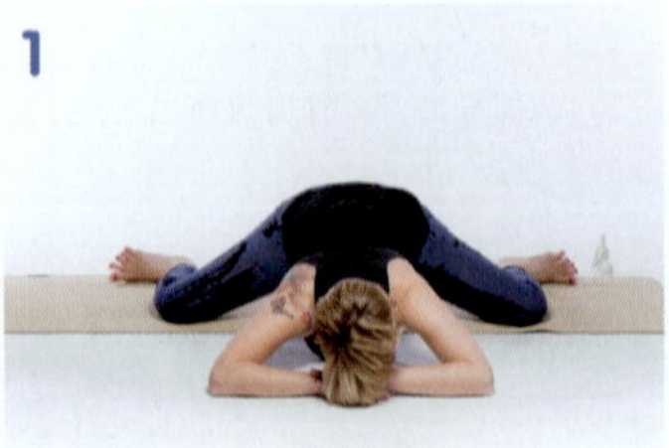

4

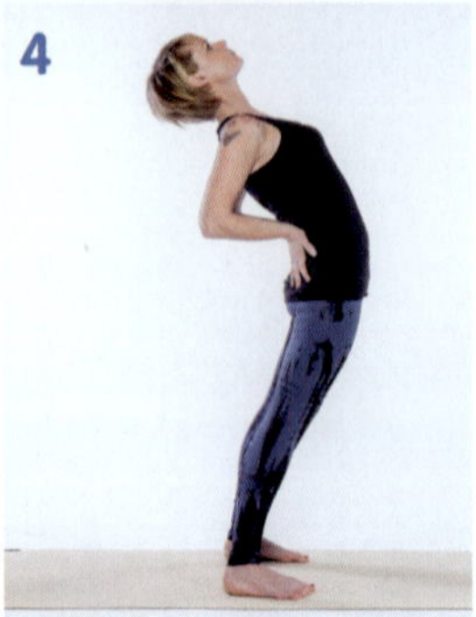

2

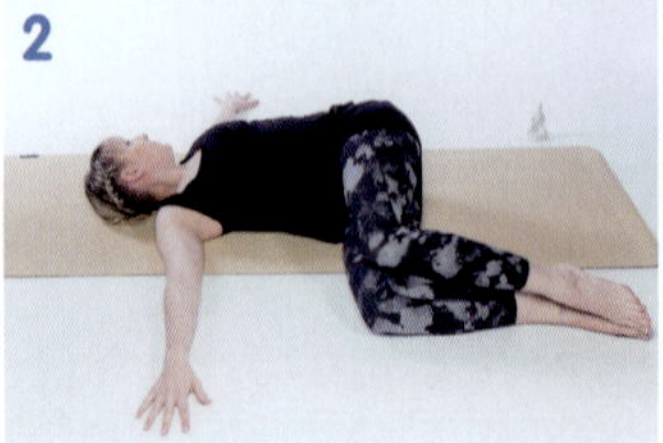

3

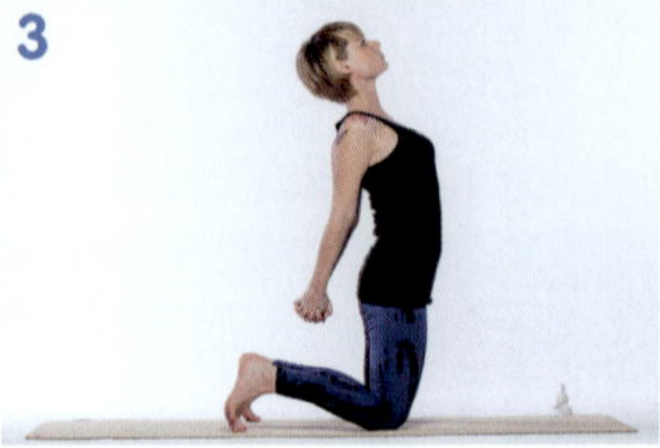

Störungen in diesem Meridian führen zu:

Schulterschmerzen und Tennisellenbogen, Blockierungen oder Schmerzen in den Sinnesorganen inklusive verstopfter Nase, Sinusitis oder Zahnschmerzen. Behandeln Sie diesen Meridian bei Verstopfung, die durch erhöhte Temperatur oder Fieber bedingt ist, und zwar vom Ellenbogen zur Hand hin.

Mudra

Lege den Daumen an die Spitze des Ringfingers, um dem Meridian neue Energie zu geben. Lege den Daumen an die Spitze des Ringfingers, um den Meridian zu harmonisieren.

Organuhr

Beschwerden aktiv zwischen:
05.00-07.00 Uhr (max. Energiefluss) oder
17.00-19.00 Uhr (min. Energiefluss)

Affirmation

„Ich öffne mich dem Fluss des Lebens, der die Veränderung immer in sich trägt. Ich lasse alles Verbrauchte und Alte los und öffne mich dem Zauber des Neuanfangs."

Weitere Zuordnungen

Jahreszeit: Herbst
Tageszeit: Abend
Gefühl: Traurigkeit, Loslassen
Sinnesqualität: Riechen
Geschmacksqualität: scharf
Sinnesorgan: Nase
Farbe: Weiß
Chakra: Wurzelchakra
Muskel: Tensor fasciae latae, Unterschenkelflexoren, Quadratus lumborum

Yoga in der Schwangerschaft

„Yoga für Schwangere steigert das Wohlbefinden von Mutter und Baby. Yoga-Asanas bereiten den Körper auf die Geburt vor, erleichtern Rückenschmerzen und sorgen für Entspannung. Werdende Mütter, die vor der Schwangerschaft noch nie Yoga praktiziert haben, werden schnell merken, wie Yoga ihre körperliche und seelische Verfassung positiv beeinflusst.“ (www.Familie.de/Schwangerschaft)

„Durch Yoga und Dehn-Übungen trainieren Sie Muskeln und Beweglichkeit, ohne Ihre Gelenke übermäßig zu belasten.“ (http://www.babycenter.de)

„Viele wissenschaftliche Studien haben sich mittlerweile der Erforschung des Yoga gewidmet. Dabei wurde mehrfach bewiesen, wie weitreichend die positiven Effekte einer regelmäßigen Yogapraxis auf die körperliche und seelische Gesundheit sind. Yoga kann nicht nur subjektiv gesehen zu mehr Energie und Lebenskraft, einer positiveren Lebenseinstellung und seelischen Ausgeglichenheit führen, sondern auch auf messbarer Ebene eine Verbesserung der Atmung, eine Stärkung des Immun- und des Nervensystems, eine Kräftigung der gesamten Muskulatur sowie eine gesteigerte Organdurchblutung hervorrufen. Besonders bemerkenswert ist dabei, dass Yoga jeder Lebensphase und jedem Alter individuell angepasst werden kann – und frau somit auch ‚in anderen Umständen‘ auf die eigene Praxis nicht verzichten muss.“ (http://www.kgsberlin.de/aktuell)

Yin Yoga während der Schwangerschaft

Auch bei Yin Yoga sollte darauf geachtet werden, sanft zu beginnen. Starte mit kürzeren Haltephasen und suche dir Asanas, die dir Ruhe schenken.

Stundenbeispiel

Eine Stunde für Anfänger und Schwangere

1. Beginne mit einer kurzen Meditation, Thema „Entschleunigung, Ruhe finden“
2. Sanfte Erwärmung der Gelenke, Mobilisation
3. Asanas:
    1. Halber Schmetterling
    2. Liegende Katze
    3. Winkelsitz
    4. Liegende Drehung
    5. Schlafender Schwan
    6. Hocke
    7. Libelle
    8. Öffnende Herzstellung
    9. Stellung des Kindes
    10. Unterstützter Fisch
    11. Glückliches Baby
    12. Shavasana

1

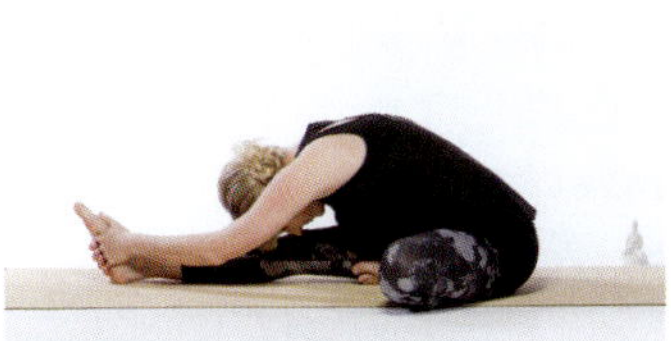

2

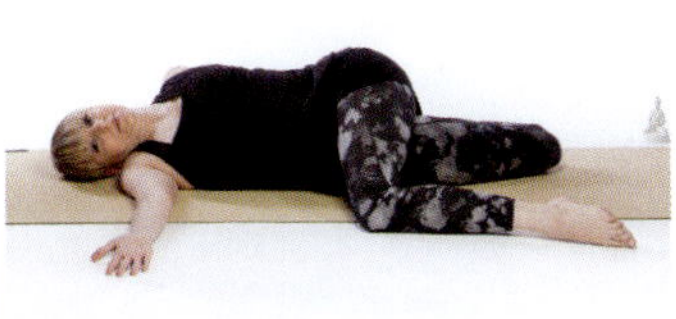

3

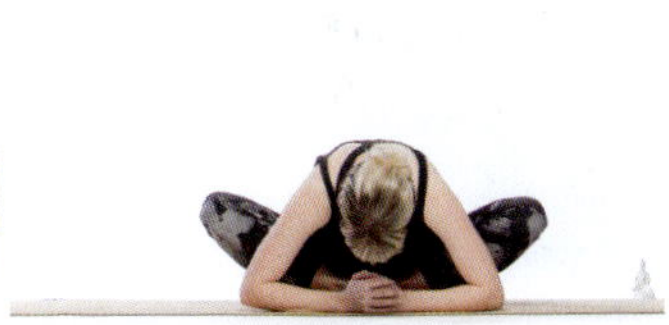

4

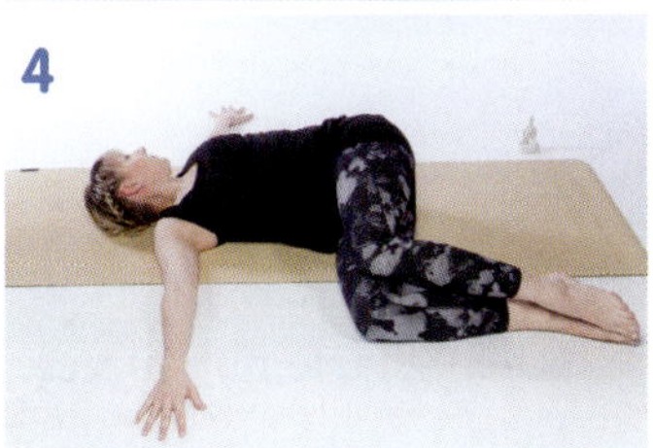

5

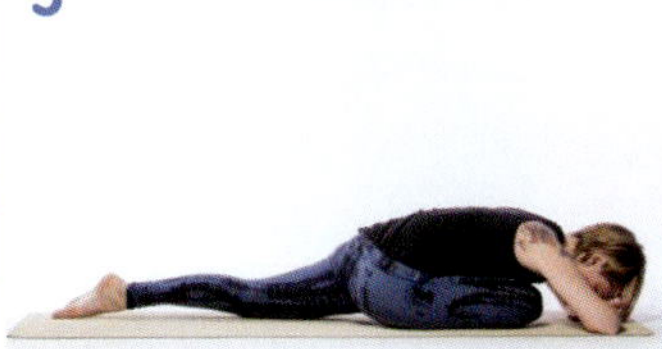

6

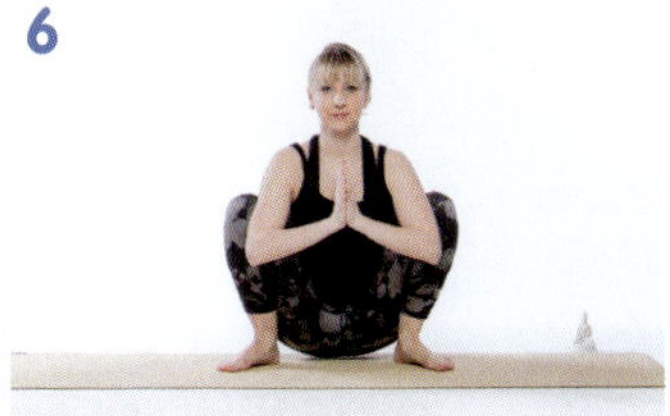

7

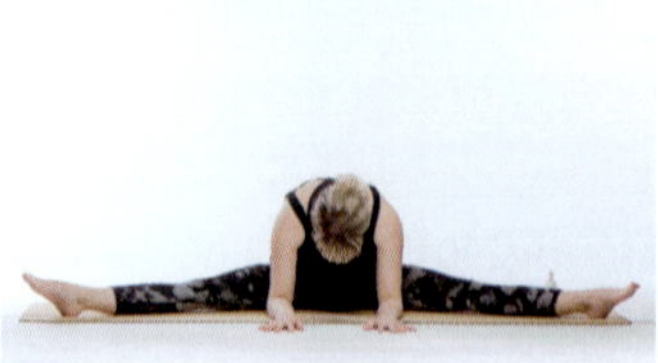

8

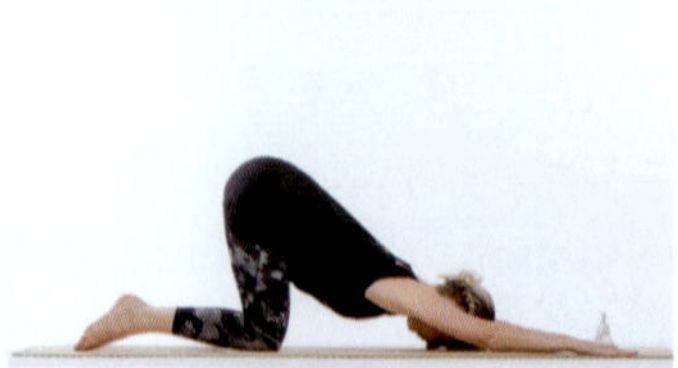

9

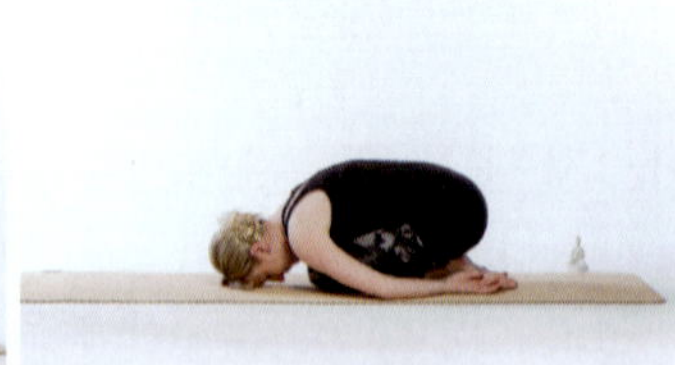

10

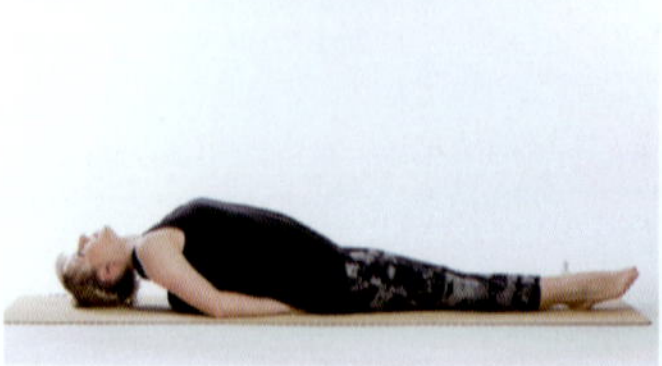

11

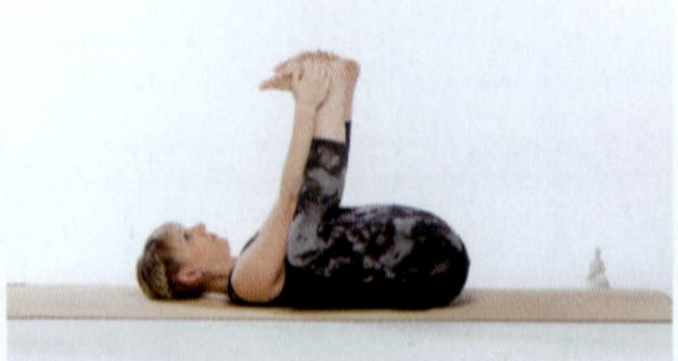

12

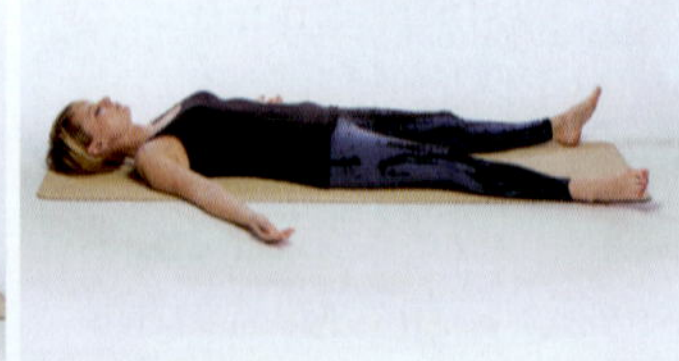

4. Abschlussentspannung, Thema „In den eigenen Körper hineinfühlen“

Nutze sämtliche Hilfsmittel wie Kissen und Decken, um ganz in deiner Praxis anzukommen und sie zu genießen.

Chakras

Und alles ist eins

Jeder Meridian, jede Asana ist einem bestimmten Chakra zugeordnet. Um diese kennenzulernen und ihre Bedeutung zu verstehen, hier eine kleine Übersicht.

Die sieben HauptChakras

Sieben der Chakras – Kronenchakra, Stirnchakra, Halschakra, Herzchakra, Solarplexuschakra, Sakralchakra und Wurzelchakra – werden als **Hauptenergiezentren** des Menschen angesehen. Sie befinden sich entlang der **Wirbelsäule** bzw. der senkrechten Mittelachse des Körpers, sind jedoch nicht sichtbar, weshalb die Anerkennung ihrer Bedeutung eine Weile gedauert hat. Inzwischen haben sie jedoch in vielen Systemen, vor allem, wenn sie ihren Ursprung in der östlichen Welt haben, einen festen Platz.

Die Chakras kann man sich als **Energiewirbel** vorstellen, welche die Aufgabe erfüllen, Energien von außen aufzunehmen und dem menschlichen Energiesystem zuzuführen. Sie dienen als Verbindungsstellen, Empfangsstation, Transformator und Verteiler der verschiedenartigsten **Energieformen** und werden trichterförmig dargestellt, mehrere Zentimeter über die Körperoberfläche hinausragend. Die Chakras sind in der Lage, aus dem feinstofflichen Körper des Menschen sowie aus der Natur und der Umgebung Lebensenergie aufzunehmen. Diese wird dann umgewandelt, sodass sich der physische Körper **weiterentwickeln** kann. Ausdruck dessen sind etwa Gedanken, Gefühle oder physische Empfindungen.

Die Chakras sind also **entlang der Wirbelsäule miteinander verbunden**, wobei jedes Chakra über **Kanäle** als Verbindungslinien einen bestimmten Bereich des Körpers versorgt. Je nach Entwicklungs- und Bewusstseinszustand sind diese Kanäle unterschiedlich ausgebildet. Von ihrer **Beschaffenheit** hängt es ab, wie viel **Lebensenergie** in unserem Körper fließen kann. Je mehr Energie uns durchströmt, umso **frischer und lebendiger** fühlen wir uns. Diese wichtigen Kanäle können jedoch durch traumatische Ereignisse oder andere negative Erlebnisse blockiert werden. Die Folge ist, dass dann bestimmte Bereiche unseres Energiesystems an einer Unterversorgung leiden.

Die Chakras haben ihren Namensursprung im Sanskrit:

Sanskrit	Deutsch
1. Mūlādhāra (Wurzelstütze)	**Wurzelchakra**, Basischakra, Wurzelzentrum, Basiszentrum, 1. Chakra
2. Svādhisthāna (Süße, Liebliche)	**Sakralchakra**, Sexualchakra, Kreuz-Zentrum, Polaritätschakra, Sexualzentrum, 2. Chakra
3. Manipūra (Leuchtender Juwel)	**Solarplexuschakra**, Nabelchakra, Nabelzentrum, Milzchakra, Magenchakra, 3. Chakra
4. Anāhata (Unbeschädigte)	**Herzchakra**, Herzzentrum, 4. Chakra
5. Viśuddha (Reinigende)	**Halschakra**, Kehlchakra, Kommunikationszentrum, 5. Chakra
6. Ājñā (Wahrnehmende)	**Stirnchakra**, drittes Auge, inneres Auge, Stirnzentrum, 6. Chakra
7. Sahasrāra (Tausendfache)	**Kronenchakra**, Scheitelchakra, Scheitelzentrum, 7. Chakra

Das Wurzelchakra, welches als erstes Chakra gilt, befindet sich zwischen Anus und Genitalien. Das zweite Chakra, das Sakralchakra, liegt etwa eine Handbreit unter dem Bauchnabel und das dritte Chakra, das Solarplexuschakra, direkt über dem Sonnengeflecht, etwa auf der Höhe des Magens. Es ist ein zentraler Knotenpunkt des Nervensystems des Körpers. Das vierte Chakra ist das Herzchakra auf der Höhe des Herzens. Das fünfte Chakra sitzt im Hals und das sechste, das Stirnchakra, befindet sich zwischen den Augenbrauen. Einige Zentimeter über dem Scheitelpunkt des Kopfes ist schließlich das Kronenchakra anzunehmen. Die Öffnungen der Chakras befinden sich jeweils an der Vorder- und an der Rückseite des Körpers, mit Ausnahme des Wurzel- und des Kronenchakras, welche nach unten bzw. oben geöffnet sind.

Den Chakras werden unterschiedliche Qualitäten des menschlichen Lebens zugeordnet. Z.B. Wissen (steht für das Kronenchakra), Wahrnehmung (Stirnchakra), Ausdruck (Halschakra), Beziehung und Liebe (Herzchakra), Wille und Macht (Solarplexuschakra), Sexualität und Gefühle (Sakralchakra) sowie Überleben und Instinkte (Wurzelchakra). **Jedes der sieben Hauptchakras** steht außerdem für einen bestimmten **Lebensbereich**.

Wenn alle Chakras einwandfrei und gleichmäßig arbeiten, fühlen wir uns gesund und zufrieden. Hierbei ist es wichtig, dass die Chakras in einem **harmonischen Schwingungsverhältnis** zueinander stehen. Alle Chakras sollen **gleich weit geöffnet** sein. Mit Hilfe verschiedener Techniken (z. B. Yoga, Yin Yoga, Mudras) werden sie positiv beeinflusst, um eine Harmonie zwischen dem geistigen „Leib", der „Lebensenergie" und dem körperlichen Leib herzustellen.

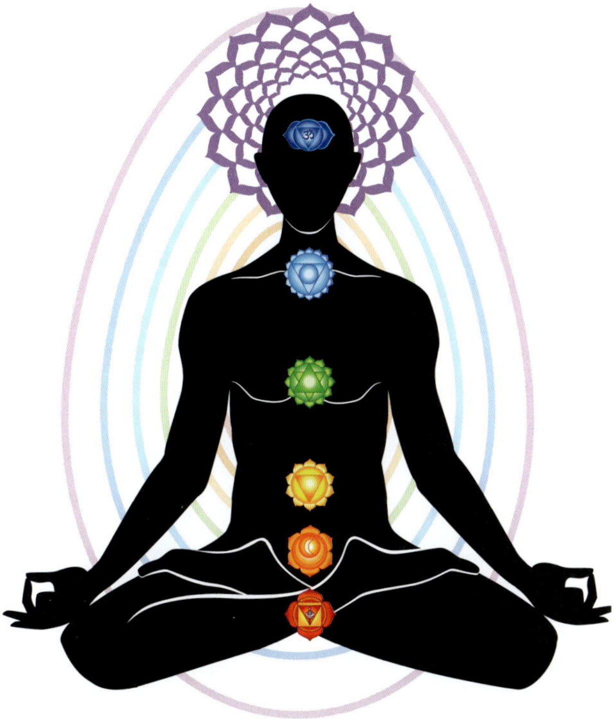

1. Chakra, das Wurzelchakra/Muladhara-Chakra
(Mula = Wurzel, adhara = Stütze)

Das Wurzelchakra ist das unterste Chakra und befindet sich auf der Höhe des Steißbeins. Es ist nach unten geöffnet und verbindet uns energetisch mit der Erde. Es ist unsere „Wurzel", da hier die erste Bewusstseinsstufe des Menschen liegt. Nach der Geburt erfährt der junge Mensch sich selbst zunächst als hilflos. Sein Bewusstsein ist Urvertrauen und Sicherheit. Dieses Chakra verbindet uns mit der physischen Welt, dem Irdischen. Eine Störung kann sich körperlich z. B. in Verstopfungen, Kreuzschmerzen oder durch Knochenerkrankungen äußern. Seelisch tritt sie in Form von existentiellen Ängsten oder eines Mangels an Vertrauen zu anderen auf.

Die persönlichen wie auch die allgemeinen Bedürfnisse des Lebens und Überlebens auf der Erde fallen in den Wirkungsbereich des Wurzelchakras, z. B. Sicherheit, Überlebenswille, Vertrauen, die Beziehung zu Geld, zum Zuhause und Beruf, geerdet zu sein und im Hier und Jetzt präsent zu sein. Das Wurzelchakra erstrebt ebenfalls die Verbindung der Person zu seiner Mutter und zur Mutter Erde.

Ist das Wurzelchakra geöffnet, sind harmonische Funktionen wie tiefe persönliche Verbundenheit mit der Erde und ihren Bewohnern, ungetrübte Lebenskraft, Zufriedenheit, Stabilität und innere Stärke ein Zeichen dafür.

Disharmonische Funktionen in jenen Teilen des Körpers, die vom Wurzelchakra kontrolliert werden, weisen auf Anspannungen in diesem Bewusstseinsbereich der betreffenden Person hin. Gibt es dort Blockaden, kommt es zu einem Gefühl von Unsicherheit. Starke Anspannung wird als Angst erfahren, noch mehr Anspannung als Überlebensangst.

Themen des Chakras: Erdung, Zentrierung, Vertrauen, das JA zum Leben.

2. Chakra, das Sakralchakra/Svadhisthana-Chakra

(Svadhisthana = Süße, Lieblichkeit)

Das Sakralchakra ist das zweite Chakra und liegt etwa eine Handbreit unter dem Bauchnabel. Es ist wie alle Chakras, außer dem Wurzelchakra und dem Kronenchakra, nach vorne geöffnet, steht für die ursprüngliche Lebenslust und die göttliche Schaffenskraft und ist der Sitz ungefilterter, ursprünglicher Emotionen. In dieser Bewusstseinsstufe liegt die Kreativität. Eng verbunden mit der Schaffenskraft ist der Fortpflanzungstrieb, der ja auch mit dem Schaffen von etwas Neuem in Zusammenhang steht. Störungen in diesem Chakra können sich durch Krankheiten an den Geschlechtsorganen, aber auch durch Störungen im sinnlichen Empfinden äußern. Eine Über- oder Unterfunktion des Sexualtriebes kann ebenso Aufschluss über ein blockiertes Sakralchakra geben. Seelisch macht sich das Ungleichgewicht durch Süchte und Antriebslosigkeit bemerkbar.

Was das Sakralchakra anbelangt, zeigt es seine Offenheit und harmonische Funktion, indem sich unser Leben samt unseren Gefühlen in einem **natürlichen Fließen** äußert. Dies hat mit der Kommunikation mit dem inneren Wesen zu tun, mit dem, was der Körper möchte und braucht und wodurch er Freude erfährt. Die Fähigkeit der Person, Kinder zu bekommen, ist ebenfalls mit diesem Chakra verbunden. Seine disharmonische Funktion hat den Ursprung oft in der Pubertät, wenn die Eltern und Lehrer nicht in der Lage waren, die erwachenden sexuellen Kräfte zu erklären und die Anwendung dieser Energien zu vermitteln. Das zweite Chakra ist also das Zentrum ursprünglicher Emotionen, sexueller Energien und **schöpferischer Kräfte**.

Themen des Chakras: Fluss der Gefühle, Nehmen und Geben, Kreativität, Schaffenskraft.

3. Chakra, das Solarplexuschakra/Manipura-Chakra

(Manipura = leuchtender Juwel)

Das Solarplexuschakra befindet sich etwas oberhalb des Nabels auf der Höhe des Sonnengeflechts (Solarplexus). Es ist dem Feuerelement zugeordnet, das mit Licht, Wärme, Energie und Aktivität, aber auch Leistung und Macht verbunden ist. Es steht für die **Entwicklung des „Ichs“** sowie die Durchsetzungskraft in der eigenen Umwelt. Dabei ist nicht das Durchsetzen mit Gewalt gemeint, sondern das Finden eines harmonischen Wegs, seine eigenen Ideen zu verwirklichen. Blockaden in diesem Chakra äußern sich körperlich durch Verdauungsstörungen, Magenprobleme, Diabetes und Übergewicht. Seelisch kommt die Blockade durch Aggressivität, Unsicherheit, Schlafstörungen und Albträume zum Ausdruck.

Das Solarplexuschakra ist der Sitz unserer **Persönlichkeit,** der **bewussten Gestaltung unseres Lebens**, der Einflussnahme und Macht. Hier werden die vitalen Antriebe und Wünsche der unteren Chakras verarbeitet und transformiert sowie Gefühle und Erfahrungen in die Gesamtpersönlichkeit integriert. Wärme, Kraft und Fülle, Harmonie mit uns selbst und dem Leben erfahren wir, wenn unser drittes Chakra richtig arbeitet. Die Themen bzw. die Lernaufgaben des Solarplexuschakras sind also die Entfaltung der Persönlichkeit, die Verarbeitung von Gefühlen und Erlebnissen, die Gestaltung des Seins, Einfluss und Macht, Kraft, Fülle und Weisheit, die aus Erfahrung wächst.

Themen des Chakras: Ego/Ich – Identität, Macht, Kraft, Zentrierung.

4. Chakra, das Herzchakra/Anahata-Chakra
(Anahata = nicht angeschlagen, unbeschädigt)

Das Herzchakra liegt auf der Höhe des Herzens und ist der Mittelpunkt des Chakrasystems. Es ist in seiner gereinigten Form der Sitz der bedingungslosen Liebe. In diesem Lernstadium erfährt der Mensch, was es heißt, Liebe zu geben. Er sieht sich nicht mehr nur als empfangendes Wesen oder als Ich, sondern als Teil einer Gemeinschaft. Auch das Mitgefühl und die Menschlichkeit gehören zu diesem Bewusstseinsstadium. Körperliche Störungen aufgrund eines nicht richtig entwickelten Herzchakras sind Herz- und Kreislauf- sowie Haut- und Lungenerkrankungen. Seelisch äußert sich eine Störung durch Kontaktschwierigkeiten, Gefühlskälte, aber auch mangelnde Abgrenzung.

Das Herzchakra ist das Zentrum der Zuneigung, Hingabe und Heilung. Befindet es sich in einem Zustand der Ausgeglichenheit, öffnet sich unsere Wahrnehmung für die Schönheit und Harmonie in der Natur und Kunst. Es verleiht uns eine tiefe Lebensfreude, Einfühlungsvermögen und ermöglicht Liebe, die frei von Bedingungen ist.

Thema des Chakras: Bedingungslose Liebe zu allem, was ist.

Die Chakras sind Teil eines Ganzen und folgendermaßen miteinander verbunden:
Das 1. Chakra (Wurzelchakra) und das 7. Chakra (Kronenchakra).
Das 2. Chakra (Sakralchakra) und das 6. Chakra (Stirnchakra).
Das 3. Chakra (Solarplexuschakra) und das 5. Chakra (Halschakra).
Das 4. Chakra (Herzchakra) verbindet die 3 unteren und die 3 oberen Chakras, also alle miteinander.

Die Chakras, die **miteinander verbunden** sind, können auch jeweils über das andere Chakra gereinigt werden, was für die Chakraarbeit von Bedeutung ist.

5. Chakra, das Halschakra/Vishuddha-Chakra
(Vishuddhi = reinigen)

Das Halschakra befindet sich auf der Höhe des Kehlkopfes. Es steht für Wahrheitsfindung und Kommunikation. Für unsere Beziehungen heißt das, dass wir gelernt haben, durch Gespräche Harmonie in unsere Umwelt zu bringen. Körperliche Symptome bei einem blockierten Halschakra sind Schilddrüsenerkrankungen, Nackenschmerzen oder Sprachstörungen. Auch Hemmungen und ein Mangel an Ausdrucksvermögen weisen auf Probleme in diesem Bereich hin.

Im Halschakra befindet sich das Zentrum der **Kommunikation** und des **kreativen Selbstausdruckes**, der Selbstbestimmung und **Unabhängigkeit**. Hier öffnen wir uns für feinstoffliche Dimensionen, können die Botschaften der inneren Stimme und geistige Inspiration empfangen und in Kontakt mit dem uns innewohnenden Geist treten. Bei einem vollständig geöffneten Halschakra werden Gefühle, Gedanken und innere Erkenntnisse ohne Furcht offen ausgedrückt. Man ist in der Lage, Schwächen ebenso wie Stärken zu zeigen. Dieses Chakra ist auch dafür verantwortlich, ob eine Person fähig ist, anzunehmen, was sich ihr bietet.

Funktioniert das Halschakra disharmonisch, so kann das Leben samt den damit zusammenhängenden Gefühlen nicht angenommen werden. Oft wird dies mit Misstrauen kompensiert. Man betrachtet die Welt als einen feindlichen Ort, man ist vorsichtig und hat negative Erwartungen hinsichtlich dessen, was auf einen zukommen wird. Man ist eher auf Feindseligkeit, Gewalt oder Demütigung eingestellt als auf Liebe und Nahrung. Da man mit diesen Erwartungen ein negatives Kraftfeld um sich herum aufbaut, zieht man auch negative Erfahrungen an – entsprechend dem Gesetz „Gleiches zieht Gleiches an".

Themen des Chakras: Individuelle Präsentation und Kommunikation nach außen (Sprache, Kleidung, Auftreten).

6. Chakra, das Stirnchakra/Ajna-Chakra
(Ajna = wahrnehmen)

Das Stirnchakra, das „dritte Auge", befindet sich zwischen den Augenbrauen. In diesem Bewusstseinsstadium wird Weisheit und Erkenntnis erlangt. Durch die vorhergegangenen Lernschritte haben wir uns für diese Weisheit geöffnet und wir verfügen über eine sichere Intuition, wie wir uns in unserer Umwelt richtig bewegen müssen. Diese Intuition kann durch übersinnliche Wahrnehmungen begleitet werden.

Blockaden in diesem Chakra äußern sich körperlich durch Kopfschmerzen oder Erkrankung der Sinnesorgane. Seelisch hat die Person mit Konzentrations- und Lernschwäche zu kämpfen. Auch eine übertriebene Ängstlichkeit kann Zeichen einer Blockade in diesem Bereich sein.

Im Stirnchakra finden wir die Erkenntnisfunktionen. Es ist der Sitz des Geistes und Verstandes sowie der Willensprojektion. Geöffnet und in harmonischer Funktion vermittelt es uns die Fähigkeit zur Intuition und **außersinnlichen Wahrnehmung** wie auch zur Manifestation durch Gedankenkraft. Das Stirnchakra ist verantwortlich für die **Durchsetzung der schöpferischen Ideen**, die im Zentrum entstehen. Wenn das „dritte Auge" offen ist, folgen den Ideen die angemessenen Handlungen, durch die man sich in der physischen Welt materialisieren kann.

Ist es in Disharmonie, hat die Person große Schwierigkeiten, ihre Ideen umzusetzen.

Besonders enttäuschend kann es sein, wenn das vordere Zentrum offen ist und das rückwärtige geschlossen: Man hat zwar viele kreative Einfälle, aber es wird nie etwas daraus. Meist findet man dafür unglaubwürdige Entschuldigungen und macht die Außenwelt für das Problem verantwortlich.

Themen des Chakras: Intuition, Verbindung zum Feinstofflichen und Übersinnlichen.

7. Chakra, das Kronenchakra/Sahasrara-Chakra
(Sahasrara = tausendfältig, tausendfach)

Das Kronenchakra befindet sich außerhalb des grobstofflichen Körpers oberhalb des Kopfes. Es ist nach oben geöffnet und verbindet uns mit dem Himmel und dem Göttlichen. Es ist das Bewusstseinszentrum der Spiritualität, der Erleuchtung und der Religiosität des Menschen. In diesem Stadium gibt die Person ihre Identität auf, um den göttlichen Plan zu erfüllen. Blockaden äußern sich durch Immunschwäche und chronische Krankheiten. Außerdem können Depressionen, Verwirrtheit oder Realitätsflucht Hinweise auf Blockaden in diesem Chakra sein.

Das Kronenchakra ermöglicht die Verbindung zum „großen Ganzen", zum Universum und zum **Seelenplan**. Man „weiß", dass Dinge wahr sind, ohne zu verstehen, warum. Man macht sich **keine Sorgen** und versteht, dass alle Erfahrungen einen Sinn haben, egal wie schmerzhaft sie manchmal sein mögen. Man vertraut seiner inneren Führung.
Thema des Chakras: Verbindung mit allem, was ist, mit dem großen Ganzen, mit der göttlichen Essenz, mit dem Universum.

Das mentale Training im Yin Yoga

Die Kernessenz unseres Mental Yin Yoga-Programmes ist es auch, den Geist in die Stille zu führen, ihn aus dem alltäglichen Gedankenkreislauf herauszuführen. Daher verbinden wir in unseren Stunden die Yin Yoga-Praxis mit Techniken aus dem modernen Meditations- und Mentaltraining, um das gesamte System tief zu entspannen.

Körper und Geist sind eine Einheit. Um körperlich ganz ins Loslassen zu finden, muss der Geist in den Körper und der Körper in den Geist integriert werden. In vielen Traditionen, wie z.B. in buddhistisch geprägten Ländern, gehört die Meditation zur alltäglichen Routine. Ganz so wie für uns das Zähneputzen. Da wir im Westen es kaum kennen, den Geist regelmäßig in die Stille zu führen, helfen unsere Techniken sehr, um wirkliche Ruhe in der Yin Yoga Praxis zu erfahren.

Wir können uns selbst kein größeres Geschenk machen, als regelmäßig den Raum der Stille aufzusuchen. Sobald der Geist aus dem Denken kommt, stellt sich eine tiefe innerliche Ruhe ein. Diese Ruhe nährt uns, trägt uns, kann in hektischen und anstrengenden Situationen für Gelassenheit und Zentrierung sorgen. Der Raum der Stille holt uns heraus aus dem alltäglichen Drama. Lässt uns in unsere wahre Kraft und Stärke kommen.

In unseren Mental Yin Yoga-Ausbildungen befassen wir uns intensiv mit allen Techniken und Möglichkeiten, den Geist zu zentrieren, zu beruhigen und eine genussvolle Stille zu fühlen. Um Effektivität zu erfahren, ist es eine Frage der Konzentration und innerlichen Ausrichtung. Wenn Meditations- und Mentaltrainingstechniken neu für dich sind, ist es hilfreich, dich von einem guten Lehrer anleiten zu lassen. Beim Meditieren ist es wie mit dem Radfahren: Die Technik ist simpel. Allein das viele Üben und Trainieren sorgen letztendlich für den Erfolg.

Wir führen hier nun die wichtigsten Techniken auf:
Um auch den Geist im Mental Yin Yoga zu begleiten und in die Stille zu führen, haben wir mehrere Möglichkeiten:

1. durch eine Meditationstechnik
2. durch eine Atemtechnik
3. durch das Arbeiten mit Affirmationen

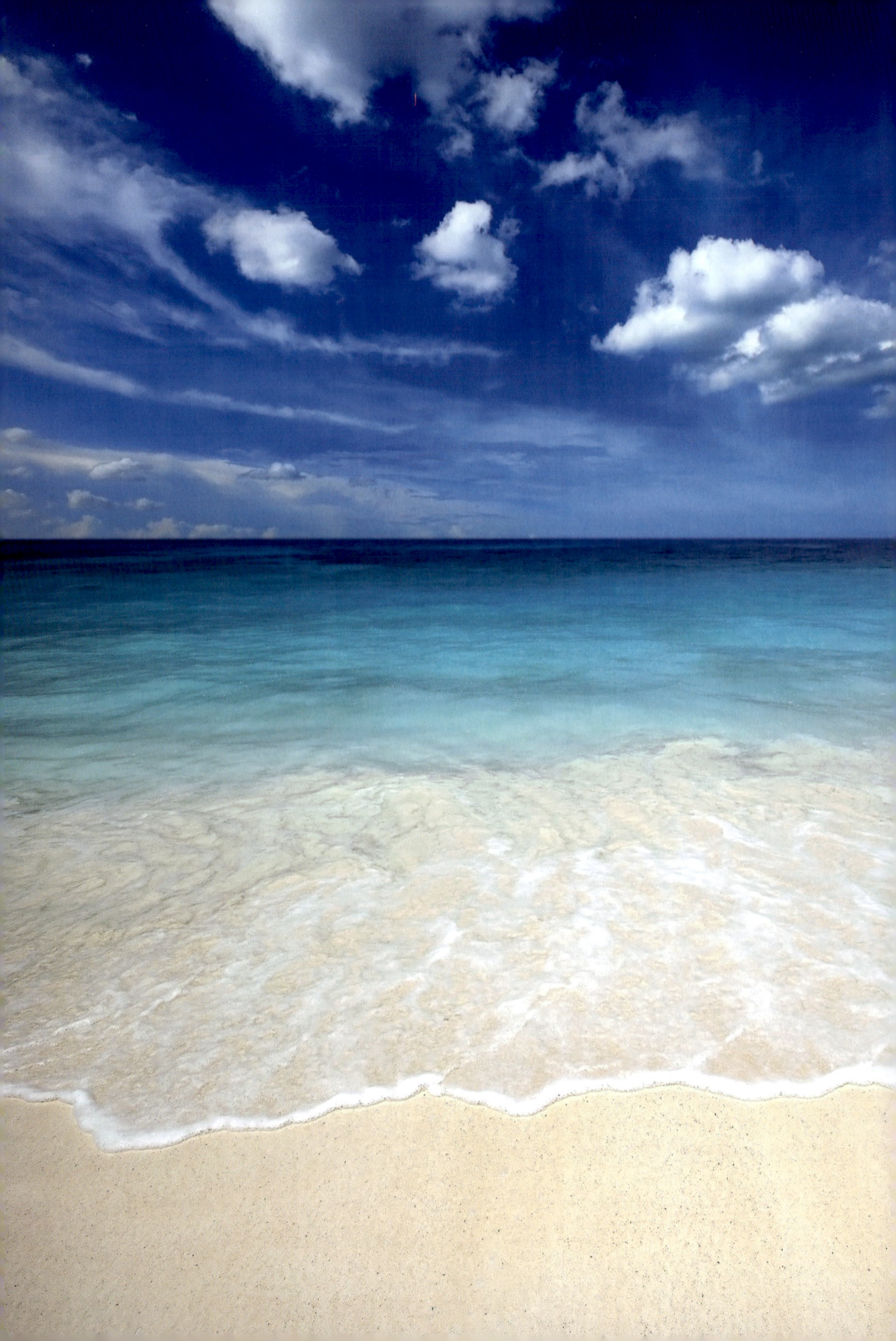

Die Meditationstechniken
Diese Techniken helfen, den Geist vom alltäglichen Gedankenkarussell herauszuholen, um in die Stille und Ruhe eintauchen zu können.

Die Mantra-Meditation (auditive Technik)
Bei dieser Technik wird innerlich – in Verbindung mit dem Atemrhythmus – ein Mantra rezitiert. Das universelle Mantra „So Ham“ eignet sich hier besonders gut. „So Ham“ heißt so viel wie „Ich bin“ und meint damit die Verbindung und Einheit mit dem Universellen und dem Göttlichen. Mit dem Einatmen sagst du dir innerlich „So“, mit dem Ausatmen „Ham“.

Ein Mantra kann dich für die ersten Minuten oder über die ganze Yin Yoga-Praxis begleiten. Der Geist wird dadurch gebündelt und zentriert.

Die Eigenschafts-Meditation (kinestätische Technik)
Da unser Gehirn sämtliche Empfindungen und bereits erfahrene Gefühle gespeichert hat, kannst du gewünschte Emotionen jederzeit wieder abrufen.

Hole dir genau das ins Hier und Jetzt, was es gerade braucht. Für die Mental-Yin-Yoga-Praxis eignet sich vor allem das Gefühl von Gelassenheit und innerer Freiheit. Bevor du mit der Praxis beginnst, komme in einen bequemen Sitz und schließe die Augen. Nun öffne dein Herz und deinen Geist für das Gefühl von Gelassenheit und Leichtigkeit. Du kannst dies mit einer Affirmation verstärken, z. B.: „Ich fühle mich vollkommen gelassen und innerlich frei. Ich öffne mich dem Gefühl von Gelassenheit und Leichtigkeit. Mit jedem Atemzug lässt meine innere Anspannung mehr und mehr los. Ich bin gelassen, zentriert und frei.“ Lasse dich ganz von dem gewünschten Gefühl einnehmen und nimm es mit in die Praxis, damit es weiter in dir wachsen und sich entfalten kann.

Die Energie-Meditation (visuelle Technik)
Bei der Energie-Meditation stellst du dir vor, wie ganz sanft und klar ein warmer Lichtstrahl von oben auf dich herniederscheint. Mit dem Einatmen nimmst du dieses sanfte Licht in dich auf. Stelle dir vor, dass es all das für dich bereithält, was du gerade brauchst (wie Heilung, Zentrierung, Erdung, neue Energie etc.).

Mit dem Ausatmen lässt du das Licht in deinem Körper zirkulieren. Dies geschieht nur über deine Vorstellungskraft. Sei kreativ, probiere aus und spiele!

Die Atemtechniken
Ein weiteres kraftvolles Werkzeug, um den Geist ganz im Jetzt und Hier zu verankern, ist die Atmung.

Hier zwei Atem-Beispiele, die einfach, aber dennoch sehr kraftvoll sind:
Du kannst wie im Vinyasa Power Yoga eine sanfte **Ujjayi-Atmung** in die Yin-Yoga-Praxis integrieren. Das Ujjayi-Pranayama zentriert den Geist und weckt die Präsenz für das Sein im Jetzt. (Ujjayi steht für die „ozeanische" Atmung. Hier wird die Kehle bewusst etwas verengt, so dass mit dem Ein- und Ausatmen ein sanftes Rauschen in der Kehle entsteht.)

Die **Chakra-Atmung** ist ebenfalls sehr kraftvoll:
Einatmend konzentrierst du dich auf das Kronenchakra, ausatmend auf das Bauchchakra. Behalte diese Technik über die ganze Praxis bei.

Die Affirmationen

Der Begriff „Affirmation" kommt aus dem Lateinischen und heißt so viel wie Versicherung, Beteuerung. Durch positiv formulierte Leitsätze wird der Geist beruhigt, zentriert und in die gewünschte Richtung geführt. Alle Aussagen, die in der Gegenwart und positiv formuliert werden, können als Affirmation angewandt werden. Hier einige Beispiele:

- „Ich öffne mich für meine innere Ruhe und Zentrierung. Jeder Atemzug lässt mein ganzes System immer ruhiger werden. Ich komme vollkommen an im Hier und Jetzt."
- „Alles ist gut, so wie es ist. Ich öffne mich für die vollkommene Annahme und Akzeptanz und lasse alle Widerstände los."

Übungssequenzen

Karos Lieblingssequenz (20-30 min). Halte jede Position 2-3 Minuten:

1. Sanfte Mobilisation der Wirbelsäule, dann in die Kindsposition
2. Frosch oder halber Frosch
3. Schwan und halber Schmetterling. Erst beide Positionen auf einer Seite, dann Seitenwechsel
4. Rückenlage zum Nachspüren
5. Liegende Drehung
6. In Bauchlage rollen: kleine Sphinx. Zurück in die Rückenlage. Knie zur Brust, nachspüren.
7. Unterstützter kleiner Schulterstand/Umkehrhaltung
8. In Rückenlage: Shavasana

Die Gute-Laune-Sequenz: Altes loslassen, neue Kraft schöpfen (30-40 min). Halte jede Position 3-5 Minuten:

1. Sanfte Mobilisation der Wirbelsäule, dann in den herabschauenden Hund. Ins Sitzen kommen.
2. Schmetterling oder halber Schmetterling
3. Fersensitz
4. Sattel oder halber Sattel
5. Liegende Katze
6. Sphinx
7. In die Rückenlage kommen – „Happy Baby“
8. Unterstützter Schulterstand (5 min halten)
9. Shavasana

Die Glückliche-Hüften-Sequenz (40 min). Halte jede Position 2-5 Minuten:

1. Sanfte Mobilisation der Wirbelsäule, dann in die Kindsposition
2. Aufrollen in die stehende Vorwärtsbeuge. Hier bewusst „aushängen lassen“.
3. Drache links, Schritt vor in die Hocke
4. Drache rechts, Schritt vor in die Hocke
5. Über den herabschauenden Hund in den Schwan
6. Schwan links, dann in das Quadrat (hinteres Bein liegt oben)

7. Schwan rechts, dann in das Quadrat (hinteres Bein liegt oben)
8. Libelle, bis zu 5 Minuten oder länger halten.
9. Liegende Drehung mit Kuhgesicht-Beinen (Beine übereinandergeschlagen)
10. Shavasana

Die Abend-Sequenz, um runterzufahren und zu entspannen (40 min). Halte jede Position 3-4 Minuten:

1. Stehende Vorwärtsbeuge, „aushängen“ und loslassen.
2. Über den Vierfüßlerstand in die öffnende Herzstellung kommen.
3. Von der Bauchlage in den halben Frosch, auf beiden Seiten
4. Liegende Katze, auf beiden Seiten. Herabschauender Hund zum Ausgleich
5. Schwan links, dann in den halben Lotus (rechtes Bein oben)
6. Schwan rechts, dann in den halben Lotus (linkes Bein oben)
7. In Rückenlage, unterstützter Schulterstand
8. Fisch für 10 Atemzüge
9. Shavasana

Die Autoren

Karo Wagner

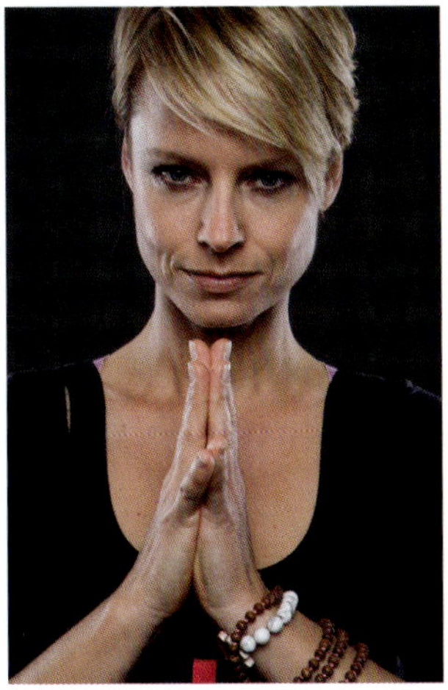

Karo Wagner lernte Yin Yoga bereits im Jahr 2003 bei ihrem Lehrer Bryan Kest kennen. Zum Ausgleich seiner sehr dynamischen Power Yoga-Klassen war sein „LSD"-Yoga (long slow and deep) immer ein willkommener Weg, um tief und sehr nachhaltig zu entspannen.

Karo besuchte in den kommenden Jahren zahlreiche Aus- und Weiterbildungen zum Thema Yin Yoga und vermisste in den Praxisstunden vor allem eins: ein geführtes mentales Training, was in ihren Augen essenziell ist, um eine wirklich tiefe Entspannung im Yin Yoga zu erfahren. Da sie selbst neben dem Vinyasa Power Yoga die Meditation, das mentale Training sowie die Entspannungsmethodik für sich und ihren Unterricht entdeckt hat, entwickelte sie aus beiden Komponenten dieses neue Yin Yoga-Programm. Das Mental Yin Yoga war geboren. 2011 strukturierte Karo in Zusammenarbeit mit Tasja Walther ihr eigenes Ausbildungskonzept und bildet seither unter dem Dach ihrer Ausbildungsschule, der VINYASA Yoga Akademie, erfolgreich mit ihrem Team Mental Yin Yoga-Lehrer aus. Diese Methodik erfreut sich großer Beliebtheit bei Lehrern und Schülern. Weitere Informationen zu den Ausbildungen und Workshops findest du unter: www.vinyasa-yoga.de, sowie www.ifaa.de.

VINYASA
Power Yoga Akademie Deutschland

mental yin yoga

Tasja Walther

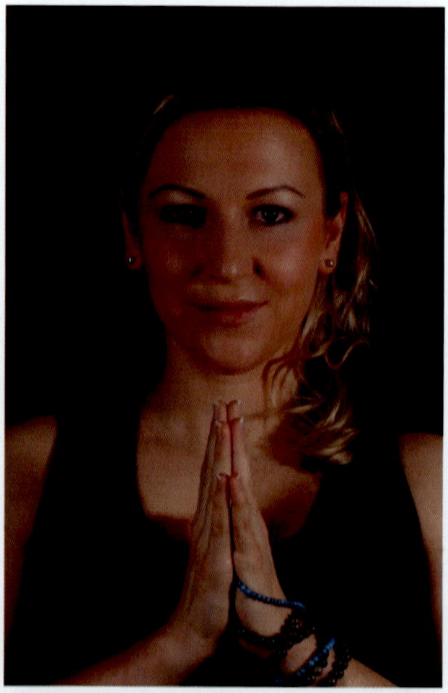

Bevor man auf eine Reise oder Entdeckungstour geht, entsteht eine Idee oder ein Wunsch. Tasja Walther suchte eine Ergänzung zum klassischen Power Yoga und hat im Yin Yoga diesen Ansatz gefunden.

Die Idee, das Yin Yoga durch Elemente der Meditation und Mentaltechniken zu verbinden und dabei einen klaren Bezug zu den Meridianen beizubehalten begann im Kopf, wie ein Puzzle folgten Baustein auf Baustein.

Es ist wie ein neuer Film. Eine Form des Reisens in eine andere Entspannung durch die Essenz des YIN, die von langer oder kurzer Dauer sein kann – in welcher Form auch immer. Selbst wenn die Entwicklung und Erfahrung von Mensch zu Mensch anders ist, investieren viele Menschen einen bedeutenden Teil ihres Lebens darin, sich persönlich und geistig weiterzuentwickeln und ein Gefühl von „Vollkommenheit“ zu erreichen. Das Yin Yoga ergänzt den Weg des Yang und führt zu eben dieser Vollkommenheit.

Weitere Informationen zu Tasja und ihren Ausbildungen findest du auf der Homepage unter: www.MyZenYoga.de

Bibliographie

Literatur

Da sich die Informationen im Internet und die Homepages ständig ändern, kann leider keine Garantie für Aktualität übernommen werden.

Cindy Dale, Der Energiekörper des Menschen, ISBN 978-3-7787-8232-3

http://www.chinesische-akupunktur.net/index.php/zang-fu-theorie-der-inneren-organe/

http://www.tcminter.net/Artikel/yinyang.htm

http://www.dr-gumpert.de/html/akupunktur_merdiane.html

http://www.balance-hofheim.de/pdfs/balance_hofheim_was_ist_qi.pdf

http://www.perz.at/?de/patienteninformation/akupunktur

http://de.wikipedia.org/wiki/Meridian_(TCM)

http://peteritin.files.wordpress.com/2008/09/zum-energieverstandnis-im-shiatsu-publikum.pdf

http://www.zentrum-der-gesundheit.de/grundsystem-des-koerpers.html

http://flexikon.doccheck.com/de/Bindegewebe

http://www.fascia2007.com/

John E. Skandalakis, P. N. Skandalakis, L. J. Skandalakis, J. Skandalakis: Surgical Anatomy and Technique. Zweite

Auflage. Springer, Atlanta 2002, Seite 1-2, ISBN 0-387-98752-5.

Gil. Hedley: The Integral Anatomy Series. Band 2: Deep Fascia and Muscle. DVD. Integral Anatomy Productions, 2005. Zugegriffen am 17. Juli 2006

Gil. Hedley: The Integral Anatomy Series. Band 3: Cranial and Visceral Fasciae. DVD. Integral Anatomy Productions, 2005. Zugegriffen am 17. Juli 2006

Yin Yoga von Stefanie Arend, ISBN 978-3-8434-1038-0

Yin Yoga von Paul Grilley, ISBN 978-1-45878-183-3

http://www.api.ning.com

http://www.google.de/imgres? sa=X&biw=1440&bih=815&tbm=isch&tbnid=mxXiRgd61HWrXM:&imgrefurl=http://www.senmotic.eu/senmotic_blue.php%3FGo%3Dfaszien&docid=2-lH8zOjPqGQGM&imgurl=http://www.senmotic.eu/Uploads/Faszien.jpg&w=436&h=299&ei=TCK8UaqQIsKl4gSOzoG4AQ&zoom=1&iact=hc&vpx=236&vpy=173&dur=47&hovh=186&hovw=271&tx=163&ty=115&page=1&tbnh=155&tbnw=217&start=0&ndsp=31&ved=1t:429,r:2,s:0,i:165

Körpersprache von Samy Molcho, Seite 142

Mudras, Geheimsprache der Yogis von Ingrid Ramm-Bonwitt, Seite 7

Mudras, die wundervolle Kraft des Finger-Yoga von Gertrud Hirschi, Einband

Körpersprache von Samy Molcho, Seite 142

Hatha Yoga PRADÌPIKÀ, II, 3

http://www.akupunktur-hand.at/2handakumeridianlehre.htm

Die Organuhr

http://www.vakverlag.de/vak_pdf/leseprobe/978-3-935767-82-8.pdf

http://stefan.allerstorfer.at/index.php/Dehn%C3%BCbungen_der_Meridiane
http://www.shiatsu-valk.de/Die_Meridian-Übungen.pdf
http://www.innenkraft.at/meridiandehnungenKG_LG.html
http://www.innenkraft.at/fuenfelemente.html
http://www.akupressur-kurs.de/Akupunktur-Artikel/5_Elemente_Holz.html
http://www.impulsmanagement.ch/index.php/wissenswertes/meridiane#20
http://www.lichtkreis.at/html/Wissenswelten/Chakren
http://www.organ-uhr.de/erlaeuterungen/erlaeuterungen.htm
Fünf Elemente und zwölf Meridiane von Wilfried Rappenecker, ISBN 3-927359-09-2
The Complete Guide To Yin Yoga von Bernie Clark, ISBN 978-1935952503
http://spirityoga.de/de/kurse_und_events/kursbeschreibungen/yoga_basics
http://de.wikipedia.org/wiki/Yoga
http://vitagate.ch/de/therapieformen/pflanzentherapien/traditionelle_chinesische_medizin
http://wiki.yoga-vidya.de/Yin_Yoga

Bildnachweis:

https://download.e-bookshelf.de/download/0000/1329/94/L-X-0000132994-0000369349.XHTML/e9783641058173_i0005.jpg
Organuhr: http://naturheilpraxis-lehmweg.de/images/lexikon/Organuhr.gif
S. 15: SS 102272188 - © Eskemar
S. 24: F 68612739 - © fotoliaxrender
S. 31: SS 171671729 - © PhotoRoman
S. 98: F 32854242 - © Gulien Diavel
S. 99: SS 123761842 - © Ian Laver
S. 103: SS 96876334 - © Yuri Samsonov
S. 111: SS 129175790 - © fluke samed
S. 127: SS 161791433 - © Aksenenko Olga
S. 135: SS 62184553 - © nito
S. 143: SS 153277268 - © Sakarin Sawasdinaka
S. 164: SS 134562899 - © Thaiview
S. 103: SS 93652237 - © Viktoria
S. 102: SS 173387312 - © Evgeny Atamanenko
S. 156-162: SS 134086976 - © OkPic

Weitere Titel aus dem Verlag Via Nova:

Yoga bei Angst und Panikattacken

Selbsthilfe und Heilung

Karo Wagner / Anna Kramer

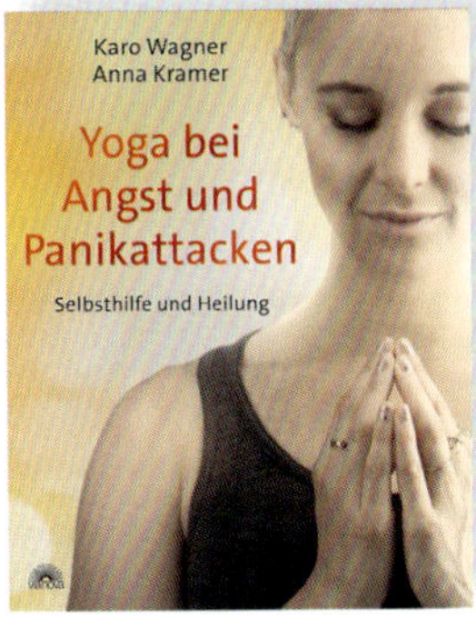

Klappenbroschur, 144 Seiten, ISBN 978-3-86616-459-8

Dieses Yoga-Selbsthilfebuch kann zu einer einmaligen Unterstützung für all jene werden, die unter Panikstörungen leiden und sich damit - trotz Therapie - alleine gelassen fühlen. Die gezielten Anleitungen für das mentale und körperliche Training sowie die speziell ausgewählten Übungen zeigen eindrucksvoll, dass konzentrierte Yogapraxis den Umgang mit der Panik ganz erheblich erleichtern oder sie sogar auflösen kann. Fundiert werden nicht nur die Wechselwirkungen der Psychosomatik auf emotional-energetischer und körperlich-geistiger Ebene erläutert, sondern auch motivierende Praxisbeispiele, persönliche Erfahrungsberichte und wirksame Techniken für Notfälle vermittelt. Menschen mit Panikstörungen bietet dieses Yoga-Selbsthilfebuch eine ganz reale Chance, wieder in ihr normales Leben zurückzufinden!

Gesund durch Yoga

Praktische Übungen aus der Yogatherapie

Dr. med. Peter Poeckh

3. Auflage

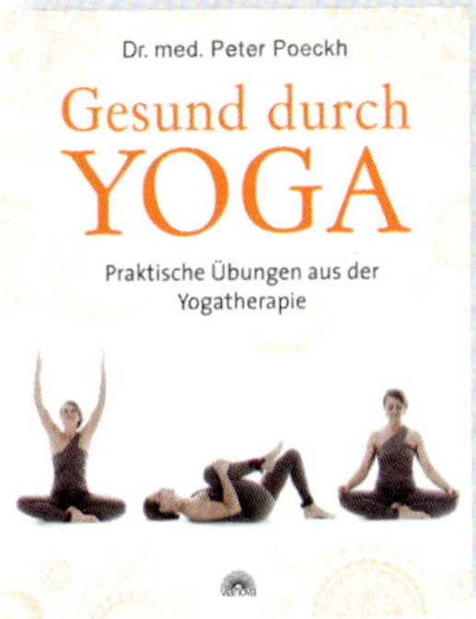

Klappenbroschur, 160 Seiten, 189 farb. Fotos, 9 Grafiken, ISBN 978-3-86616-303-4

Dieses Buch ist eine Einladung an alle, die die wunderbaren und wohltuenden Wirkungen des Yoga am eigenen Leibe erfahren möchten. Sowohl für Anfänger als auch für Erfahrene bietet es einen fundierten Überblick über das riesige Spektrum der Yogatherapie mit all seinen Aspekten, wie Anatomie, Medizin, Philosophie, Meditation, und insbesondere der großen Bedeutung der Atmung. Besonders eindrücklich sind die klaren Anleitungen der einfachen und zugleich sehr bewährten Übungen mit farbigen Fotos der Yogapositionen sowie die Darstellung verschiedener Yogaübungsprogramme zu körperbezogenen und energetischen Themen. Ein wundervoll erfrischendes Buch aus der gelebten Praxis, das es versteht, die Begeisterung am Yoga zu vermitteln.

Klarer Geist – weites Herz

Die Wirkung des integrativen Übens im Yoga

Helga Simon-Wagenbach

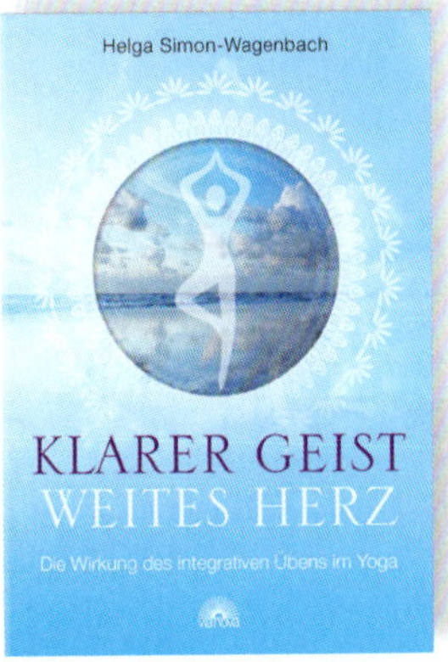

Hardcover, 240 Seiten, 108 Abbildungen, ISBN 978-3-86616-250-1

Die integrativeYogapraxis, die zur Balance, zur Meditation und zur Heilung führt, realisiert in einfachen und in anspruchsvollen Übungen das Zusammenwirken von Körper, Atem und höchster Aufmerksamkeit. Spürende Achtsamkeit als innere Haltung ermöglicht dadurch in jeder Yogaübung auch die individuell stimmige Balance zwischen Bemühen und Loslassen. Die Kunst des Übens im Yoga ist es, wie die Autorin anschaulich und nachvollziehbar erklärt, diese verschiedenen Aspekte als wechselseitige Ergänzungen zu erfahren, die zusammengehören und miteinander auf vielfältige Weise kommunizieren. Dabei ist es wichtig, sich immer wieder daran zu erinnern, dass es weniger auf das WAS des Übens als auf das WIE ankommt, um eine innere Vision zu verwirklichen.

Sein Bewusstsein auf eine höhere Seinsebene bringen

Geführte Meditationen
Werner Vogel

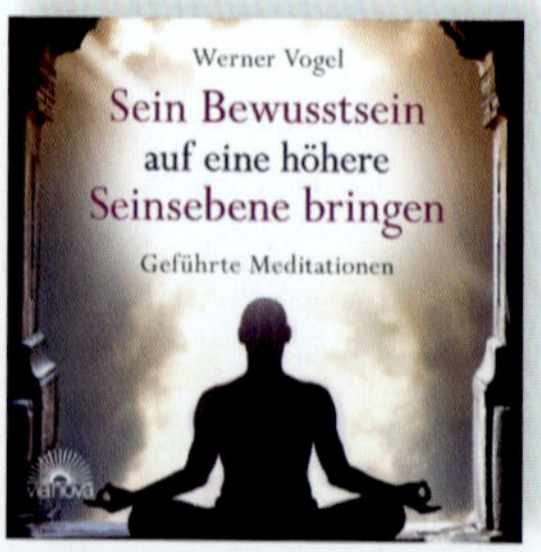

CD, Laufzeit: 70 Minuten, ISBN 978-3-86616-123-8

Die Grundübung aller spirituellen Wege ist die Meditation. Das Ziel der Meditation in allen spirituellen Traditionen ist die Erfahrung eines nicht-dualistischen Bewusstseinszustands. Um in den Zustand des Geistes in der bewussten Erfahrung des „ewigen Hier und Jetzt" zu kommen, bedarf es einer stufenweise aufgebauten Übungspraxis. Geführte Meditationen können helfen, den zerstreuten Geist zu sammeln und auszurichten. Dadurch kommt der Übende zur Ruhe und zur Erfahrung der inneren Stille. Der Geist beruhigt sich und wird klar wie die Oberfläche eines aufgewühlten Sees, auf dessen Grund man sehen kann. Schließlich tritt der Zustand der gesammelten inhaltslosen Wachheit im Geist ein und der Übende wird offen und frei für ein höheres Bewusstsein. In der CD werden 3 Meditationsübungen angeboten, teilweise unterlegt mit meditativer Musik.

Der Aufstieg der Seele

Meditationsübungen des Raja-Yoga
Swami Kriyananda

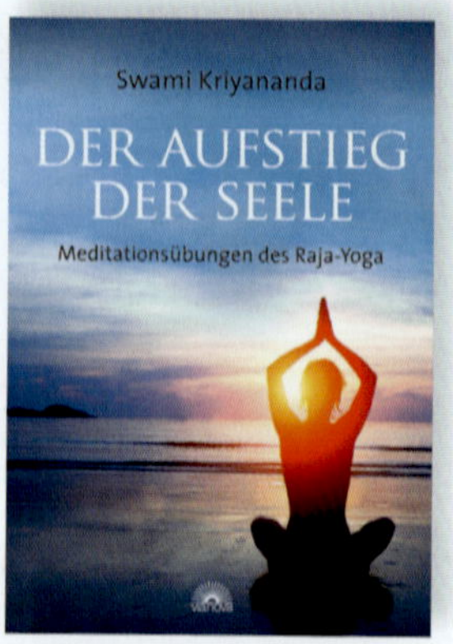

Paperback, 240 Seiten, ISBN 978-3-86616-298-3

Wer sich auf die Übungen dieses ungewöhnlichen Buches einlässt, ganz gleich ob Anfänger oder Fortgeschrittener, der kann mit dem hier erstmals vermittelten Wissen zu höchstem Bewusstsein gelangen. Die detaillierten, praxisnahen Beschreibungen sowie die sehr konkreten Meditationsanleitungen aus der Tradition des Raya-Yogas führen den Leser Schritt für Schritt zum Erwachen des Geistes. Auch die Auswirkungen auf die Physiologie sowie der Nutzen für das tägliche Leben werden sehr ausführlich beschrieben. Selten zuvor hat es solch klare Anweisungen für den Prozess der Erleuchtung gegeben wie in diesem Buch, das inspiriert ist von der großen Weisheit des berühmten Paramahamsa Yogananda, Autor des Weltbestsellers „Autobiografie eines Yogis".

Herz-Yoga

Die heilende Kraft inniger Verbindung
Mark Whitwell

2. Auflage

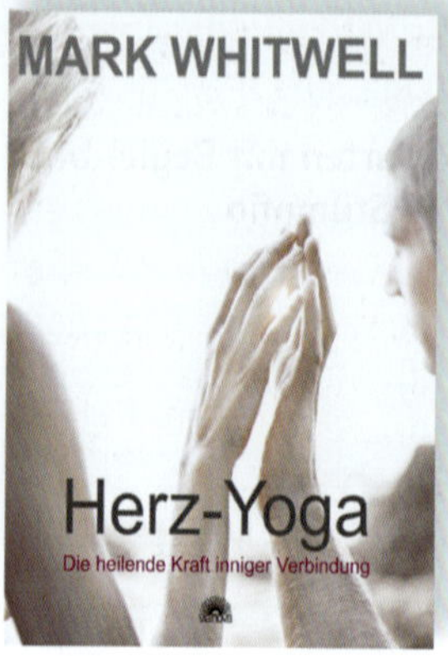

Paperback, 304 Seiten, 160 Fotos und Grafiken, ISBN 978-3-86616-176-4

„Der höchste Ort yogischer Bewusstheit ist das Herz, nicht der Kopf." Und im Herzen sind wir alle schon erleuchtet, meint Mark Whitwell. Er studierte den Yoga bei bedeutenden Meistern wie T.K.V. Desikachar, der ihn auch in den Yoga des Yogameisters T. Krishnamacharia einführt. Im „Herz-Yoga" wagt Whitwell Revolutionäres: Er formuliert ein neues, ein eigenes Yogasutra des Herzens: 44 knapp zusammengefasste Weisheiten über das Leben, die Liebe und die Erleuchtung. Yoga ist für den Autor das Leben selbst, ein Tanz des Männlichen und des Weiblichen in gegenseitigem Respekt. Wie sich dies auf die eigene, tägliche Yogapraxis auswirken kann – auch dies kann man in diesem aufrüttelnden Buch lernen.

Yogatherapie und ganzheitliche Medizin

Vorbeugung und Heilung von Krankheiten – Yoga-Übungen für Anfänger und Fortgeschrittene

Remo Rittiner/Dr. med. Ingfried Hobert

3. Auflage mit neuer Ausstattung

Klappenbroschur, 184 Seiten, 400 farbige Fotos,
ISBN 978-3-86616-514-4

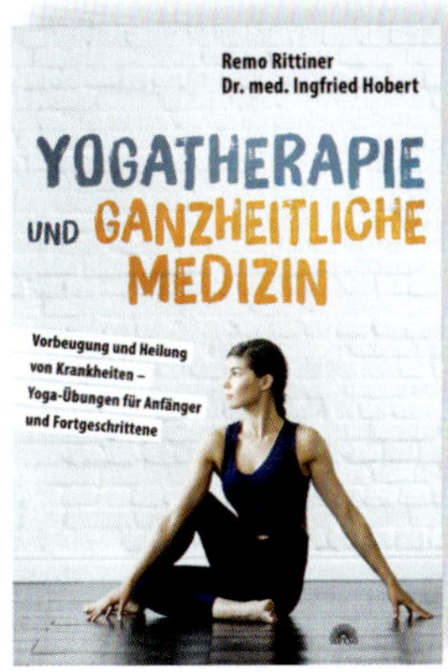

Dieses Buch ist für all jene Menschen geschrieben, die an chronischen Krankheiten leiden und nach neuen Wegen der Heilung und Linderung ihrer Beschwerden suchen. Vor dem Hintergrund ganzheitlicher Psychosomatik haben der erfahrene Yogatherapeut Remo Rittiner und der naturheilkundliche Mediziner Dr. Ingfried Hobert diese spezifischen Yogaprogramme entwickelt, die sich schon bei vielen Patienten erfolgreich bewährt haben. Ob Hüftarthrose, Heuschnupfen oder Bandscheibenvorfall, ob Übergewicht, Depression oder Burnout, wer sich auf dieses Übungsprogramm einlässt, hat beste Chancen, seinen Gesundheitszustand ganz wesentlich zu verbessern. Die einzelnen Übungen sind in klarer und verständlicher Form mit vielen Fotos dargestellt und für jeden leicht zu erlernen.

Hochsensibel – Was tun?

Der innere Kompass zu Wohlbefinden und Glück

Mit grundlegenden Infos und zahlreichen Übungen

Sylvia Harke

10. Auflage

Paperback, 352 Seiten, ISBN 978-3-86616-281-5

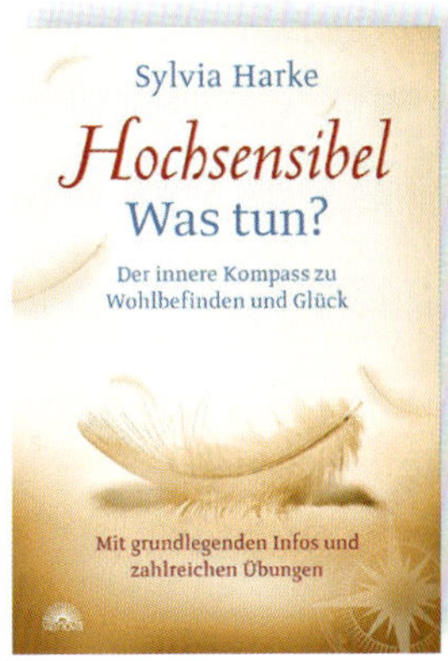

Fühlen Sie sich auch manchmal wie von einem anderen Stern? Einfach nicht gemacht für diese Welt? Dann gehören Sie vielleicht auch zu der Gruppe der hochsensiblen Menschen, und dieses Buch kann für Sie zu eine wahren Offenbarung werden. Autorin und Therapeutin Sylvia Harke – selbst einer so genannte „HSP" (Highly Sensitive Person) – hat dieses Phänomen sehr einfühlsam und tiefgründig erforscht und gibt ganz praktische, konkrete Hilfen für den Alltag. Untermauert mit zahlreichen eindrucksvollen Interviews und Fallbeispielen kann dieses Buch für jeden hochsensiblen Menschen zu einer wertvollen Lebenshilfe werden und gänzlich neue Perspektiven für die eigene Lebensgestaltung eröffnen.

Jin Shin Jyutsu – Kartenset

Die Kunst des Heilströmens erlernen

56 Karten mit Begleitbuch

Tina Stümpfig

Begleitbuch, 144 Seiten, ISBN 978-3-86616-510-6

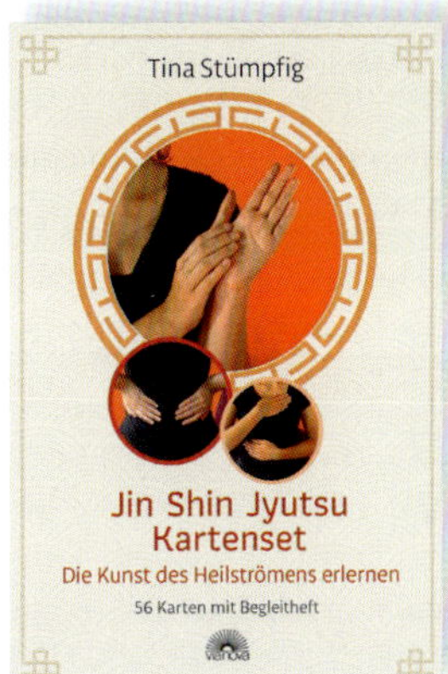

Jin Shin Jyutsu – umgangssprachlich einfach „Strömen" genannt – ist eine jahrtausendealte Lebenskunst zur Harmonisierung der Lebensenergie und Stärkung der Selbstheilungskräfte. Durch einfaches Auflegen der Hände auf bestimmte Energiepunkte am Körper bringen Sie mehr Vitalität, Freude, Leichtigkeit und Gesundheit in Ihr Leben, aktivieren Ihr Immunsystem und laden Ihre „erschöpften Energiebatterien" wieder auf. Die einfachen Strömübungen verbunden mit kraftvollen Affirmationen lassen sich mühelos in den Tag integrieren. Dieses Kartenset ist eine wunderbare Hilfe, um sich im Alltag immer wieder kleine Auszeiten zum Strömen zu nehmen, zu entspannen, neue Kraft und Energie zu schöpfen und sich selbst immer wieder neu auszubalancieren.

Yoga – Ein ganzheitlicher Heilungsweg

48 Karten zur Übung und Inspiration

Anna E. Röcker

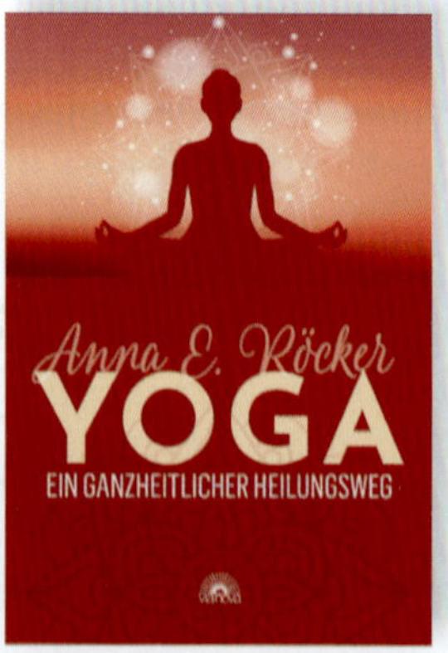

Kartenset, Booklet 96 Seiten, ISBN 978-3-86616-476-5

Dieses Karten-Set ist ein kleiner Schatz wertvollen Yoga-Wissens! Es vermittelt die Anwendung und die heilsamen Wirkungen ausgesuchter praktischer Übungen (Asanas) für Körper und Psyche und verbindet dies mit liebevoll ausgesuchten Zitaten aus dem klassischen Yoga-Text des Patanjali. Ein gelungenes Zusammenspiel aus philosophischen Einstimmungen und Affirmationen und heilsamen Körperübungen - 48 praktische Yoga-Inspirationen als Wegbegleiter durch den Alltag, die nochmals farblich unterteilt sind, entsprechend ihrer Wirkung auf Körper, Seele und Geist. Im Begleitheft finden Sie viel Wissenswertes über die Yoga-Texte des Patanjali sowie allgemeine Informationen zu den Asanas und ihrer ganzheitlichen Heilwirkung.

Die Stille im Chaos

Über die Freude wahrer Meditation

Jeff Foster

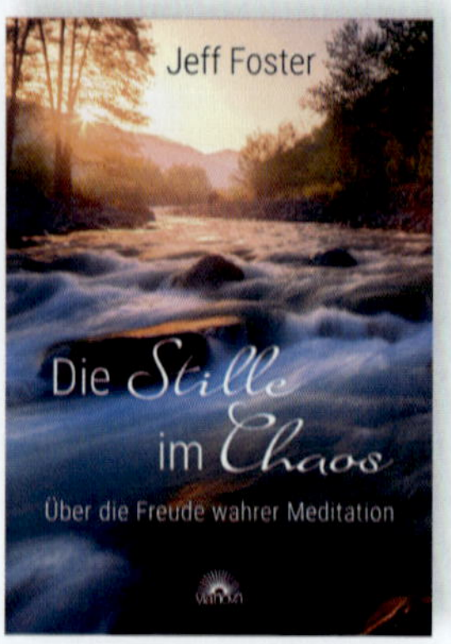

Klappenbroschur, 160 Seiten, ISBN 978-3-86616-502-1

Der bekannte spirituelle Lehrer Jeff Foster lädt uns in seinem neuen Buch ein, den inneren Zufluchtsort wahrer Meditation zu entdecken. Für ihn ist die Meditation ein unermesslich großes, nichtduales Feld der Präsenz, das für jeden von uns in jedem Augenblick zugänglich ist, ein Ort der Mühelosigkeit, an dem wir authentisch sein können – mit all unseren Unvollkommenheiten, unserer Erschöpfung, unseren Zweifeln und Ängsten. Meditation dient nicht dazu, dem Leben und seinen unangenehmen Seiten zu entfliehen, sondern fordert uns vielmehr auf, mit Neugierde und kindlichem Staunen in das „heilige Chaos des gegenwärtigen Augenblicks" einzutauchen, unsere tiefsten Verletzungen in liebende Bewusstheit zu hüllen und Licht in unser Dunkel zu bringen. Wahre Meditation lässt uns erkennen, dass wir vollkommen sind – genau so, wie wir sind. Inspirierende Botschaften, poetische Betrachtungen und ganz persönliche Geschichten machen dieses Buch zu einer wunderbaren Kraftquelle, aus der wir immer wieder neu schöpfen können!

Empathie – Ich fühle, was du fühlst

Bin ich ein Empath? So lerne ich meine empathischen Fähigkeiten anzunehmen und in Balance zu leben

Dr. Stephanie Red Feather

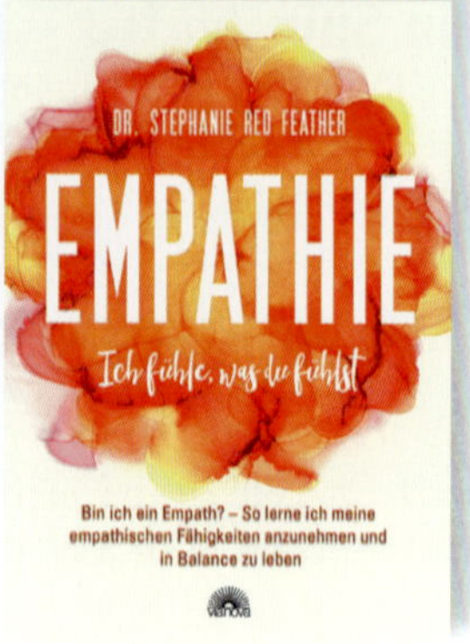

Klappenbroschur, 320 Seiten, ISBN 978-3-86616-484-0, E-Book 978-3-86616-494-9

Kennen Sie das? Oft werden Sie von dem, was Sie wahrnehmen, spüren, empfinden und fühlen, vollkommen überwältigt. Und manchmal wissen Sie nicht, ob Sie sich selbst oder andere Menschen fühlen. Wenn Ihnen das vertraut vorkommt, sind Sie wahrscheinlich ein Empath! Extrem sensibel und empfänglich für subtile Energien, Emotionen und Schwingungen. Die Schamanin und Empathin Stephanie Red Feather hat ein halbes Leben gebraucht, um dieses Phänomen bei sich zu erforschen und herauszufinden, welch riesiges Potenzial Empathen in sich tragen. Daraus ist dieses Buch entstanden. Ein grandioser Leitfaden mit wertvollem Wissen sowie vielen Techniken und praktischen Übungen, die Empathen befähigen, in ihre Kraft und Mitte zu kommen und bewusst ihre Gaben und Herzqualitäten für sich und andere einzusetzen.